ÉTUDE
SUR
L'INFLUENZA
DANS SES RAPPORTS AVEC
LA GROSSESSE, L'ACCOUCHEMENT
LES SUITES DE COUCHES
ET
Les Maladies de l'Appareil Génital de la Femme

PAR

G. SÉGUEL
DOCTEUR EN MÉDECINE

« Il faudrait et nous n'en sommes pas encore là, que l'agent de la grippe, son microbe si l'on veut, soit bien distinct, bien connu et se retrouve dans les lésions ou affections secondaires, dont la nature serait alors évidente. En attendant il faut se contenter des faits qu'on recueillera aussi nombreux et aussi démonstratifs que possible. »

(Lettre de M. Demons, de Bordeaux, à Verneuil, 1890.)

« L'Influenza présente un intérêt considérable non seulement pour médecin, mais encore bien plus pour les spécialistes. auront à étudier les diverses manifestations dans différents organes et à éclaircir bien des questions obscures.

Prof. Gavau.

PARIS
TYPOGRAPHIE A. DAVY
52, RUE MADAME

1896

ÉTUDE

SUR

L'INFLUENZA

DANS SES RAPPORTS AVEC

LA GROSSESSE, L'ACCOUCHEMENT

LES SUITES DE COUCHES

ET

Les Maladies de l'Appareil Génital de la Femme

PAR

G. SÉGUEL

DOCTEUR EN MÉDECINE

> « Il faudrait et nous n'en sommes pas encore là, que l'agent de la grippe, son microbe si l'on veut, soit bien distinct, bien connu et se retrouve dans les lésions ou affections secondaires, dont la nature serait alors évidente. *En attendant il faut se contenter des faits qu'on recueillera aussi nombreux et aussi démonstratifs que possible.* »
>
> (*Lettre de M. Demons, de Bordeaux, à Verneuil, 1890.*)

> « L'influenza présente un intérêt considérable non seulement pour le médecin, mais encore bien plus pour les spécialistes, qui auront à étudier les diverses manifestations dans ces différents organes et à éclaircir bien des questions obscures. »
>
> Prof. GRUBER.

PARIS

TYPOGRAPHIE A. DAVY

52, RUE MADAME

—

1896

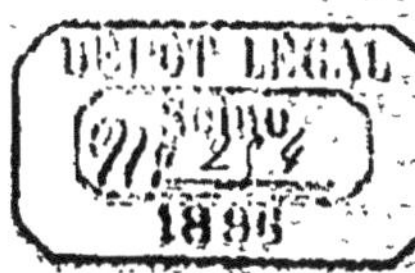

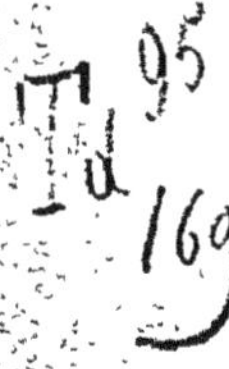

Je suis heureux de remercier à cette place tous ceux qui ont bien voulu me faciliter la tâche en mettant à ma disposition les observations et les thèses qu'ils avaient en leur possession : MM. les professeurs Pinard, Tarnier, Queirel, Freund, Runge, Lœhlein, Remy, Gottschalk, Mijnlieff, Guillemet et les éminents Maitres français et étrangers, qui m'ont honoré de leur réponse.

Essai sur l'influenza dans ses rapports avec la grossesse, l'accouchement, les suites de couches et les maladies de l'appareil génital de la femme.

Bien des mémoires, des thèses et communications ont paru sur ce sujet. Ce que nous allons tenter, c'est d'analyser la plupart de faits qui se rapportent à la question des maladies de l'appareil génital de la femme, de la grossesse et de suites de couches, pour nous faire une idée sur la valeur réelle des observations communiquées et de savoir si oui ou non, il y a rapport, entre les deux catégories de faits. Nous tâcherons de faire en sorte que les diverses questions, qui s'y rattachent soient étudiées dans des chapitres spéciaux, dont le

1er comprendra l'historique;

2° La fréquence de l'influenza chez la femme;

3° L'influenza et les hémorrhagies utérines;

4° L'influenza et les organes génito-urinaires;

5° L'influenza et la grossesse;

6° L'influenza et le travail;

7° L'influenza et les suites de couches;

8° L'influenza chez le nouveau-né.

SYNONYMIE

Avant d'aborder l'étude de la question qui nous intéresse, nous pensons qu'il n'est pas inutile de mettre sous les yeux du lecteur les dénominations multiples qu'a reçues à travers les âges et dans divers pays la maladie épidémique, désignée dans le langage médical courant sous le nom de *grippe* ou *influenza*. Cela est d'autant plus important que les descriptions anciennes de l'influenza sont faites en termes tels que si on n'était suffisamment instruit par la description détaillée des phénomènes observés, on serait tenté de rapporter les noms bizarres, sous lesquels on la désigne, à toute autre maladie que l'influenza.

En France : *Horion*, *Tac* (Epidémie de 1410, Schnurer), *Dando* (1414), *Lavendo* (1427), *Allure*, *Céphalée contagieuse*, (Epidémie de 1510, Sennert), *Coqueluche* (1), (en 1403 Mezeray et 1557, Etienne Pasquieu), *Quinte*, (1578 Baillou); *Fièvre suffocative*, *catarrhe suffocant*, *ardeur suffocative*, (1580), Sennert), *Follette* (1733), *Baraquette* (1762), *la petite Poste*, *le petit Courrier* (2), (1762), *Grippe* (1767, Sauvages de

---

(1) Nommée à cause du « coqueluchon », c'est-à-dire du bonnet que portaient les vieillards pour se préserver du froid et qui couvrait la tête, les épaules et les reins. D' Landouzy en 1837 a prouvé qu'il s'agissait d'une véritable épidémie de grippe.

(2) Le mot grippe est dérivé des mots « la grève, la grive », mais d'après J. Franck, du mot polonais chrypka, qui signifie enrouement. Les autres auteurs disent que ce mot provient du verbe agripper.

Montpellier et en 1775 Grant), *Grenade* (1780), *la Générale*
(1780), *la Maladie russe* (1781), *l'Influenza* (1), (1802),
Cocotte (1802-1803), *Grippette, Fièvre gastrique, Fièvre
bilieuse* (1812-1813), *Bronchite épidémique, Fièvre catarrhale épidémique* (Pasquier), *Affection Schneidero-trachéo-
bronchitique* (Dr Galli).

Nous retrouvons chez certains auteurs des dénominations
suivantes (v. Ozanam, p. 92) : *Fièvre catarrhale, Peripneumonia notha* (Sydenham), *Peripneumonia catarrhalis* (Huxham), *Pleuritis humida* (Stoll), *Febris catarrhalis* (Fred.
Hoffmann, Sauvages, Strack, etc.), *Catarrhus* (Gallen),
Phlegmatorrhagie (Junker), *Catarrhe pulmonaire* (Pinel).

En Italie : *Il mal del castrone* ou *Morbus vervecinus*
(1580, Zacutus Lusitanus) *Mal mattello* (2), *Mal del Zuccone*
(Crivelli), *Catarro russo, Morbo russo, Influenza, Aegritudo
ovina* (Torella).

En Allemagne : *Galantriekrankeit, Modefieber* (Slevogt),
Spanischer Ziep (v. Biermer) *Schaffshusten, das Hühner
Weh* (Maladie de la poule, Cocotte en France), *Blitzcatarrh,
Hühnerzipf* (3), (Hieronym Reusnerus), *Russische Krank-
heit, Epidemischer Husten, Bürzelen, Ganser, Burtzel*
(voir Biermer), *Flosse Kehlen*.

En Angleterre : *Epidemic cough, Epidemic catarrh, Maladie à la mode* (1709), *Influenza* (1743), « *Schweiss krank-
heit* » (1782), (voir G. Meier, p. 18).

(1) A Milan et Venise. Ce nom est introduit par Huxham dans
le vocabulaire médical, et veut dire, soit l'influence de l'atmos-
phère, soit de la mode.

(2) Pour exprimer la pesanteur, l'engourdissement et la stupeur
dont la tête était principalement frappée.

(3) Gloussement de la poule.

En Russie : *Influenza, Grippe*.

En Espagne : *Influencia russa, Catarrho epidemico*.

En Flandre : *Katarrh, Blitz-Katarrh*.

En Hollande : *Zinkingkoorts*.

En Danemark : *Znuezyye*.

En Suède : *Snufsjuka, Snuffeber*.

En Corse : *Mal galantino* (1580, Philippini).

En Ecosse, chez les montagnards écossais et les habitants des Hébrides (D' Labonne cité dans la thèse de Cezilly, 1890). *Cnatan na gall, Boat Cold, Boat-cough* (rhume de bateau), *Strangers-Cold* (rhume des Etrangers), *the Harris Cold* (le rhume de l'île de Harris).

Chez les Saint-Kildiens et aux îles de Chatam : *Murri-Murri*.

BIBLIOGRAPHIE DES SYNONYMES

BIERMER. — Influenza; grippe, épidemisches Katarrkfieber Handbuch der spéciellen Pathol. und Therapie 5 Bd. 1° Abth. Erlangen 1851-67.

CEZILLY. — Thèse de Paris, 1800.

COUSET. — Essai sur la grippe. Th. de Paris, 1837.

DUPEYRAT. — Sur la grippe, etc. Th. Paris, 1837.

EULENBURG. — Real Encyclopédie, 1881. Bd. VII, p 113.

FOSTER. — De l'affection catarrhale, Monographie clinique. Montpellier, 1801, p. 8.

GINTRAC. — Nouv. dict. de méd. et de chirurg. 1872. T. XVI, p. 730.

GLUGE. — Die Influenza oder Grippe nach den Quellen hist.-pathol. dargest. Minden, 1837, p. 8.

HIRSCH. — Manuel de pathol. histor. et géogr. Stuttgart, 1881. T. 1, p. 286.

HULLMANN. — Contribution à l'étude de la grippe. Th. Paris, 1804.

HUXHAM. — Op. phys. méd. T. I, p. 289, ed. Reichel.

JARRE. — De quelques complications suppur. de la grippe. Th. Paris, 1800, p. 7.

MICHEL. — De la grippe, etc. Th. Paris, 1886, p. 10.

MOST. — Influenza europaea Hamburg, 1820.

NEBOUT. — Étude sur la grippe. Th. de Paris, 1876, p. 6.

OZANAM. — Histoire méd. des maladies épid., etc. 2° édition, T. I. Paris et Lyon, 1835.

PROUST. — Rapport à l'Acad. de méd. sur l'épidémie de 1889-90 en Frande. Bulletins de l'Acad. de méd., séance le 12 IV 1892.

Schweich. — De l'influenza, Berlin, 1836, p. 8.

Slevogt. J.-H. — Propusio qua die Galantriekrankheit oder Modefieber. delineatur. Iena, 1872.

Vidal Fernand. — Traité de méd. de Charcot et Bouchard. T. I., 1891, p. 803.

HISTORIQUE

1410

Le premier, qui a signalé d'une façon nette l'influenza comme cause d'accouchement prématuré et d'hémorrhagie est

Valesco de Tarente (1) et voici ce qu'il dit à ce propos dans ses mémoires sur l'épidémie de 1410 : « Mais sur tous les maux, la toux estoyoit cruelle à tous les jours et nuits, qu'aucuns hommes par force de toussir estoyent rompus toute leur vie par les génitoires et aucunes femmes qui estoyent grosses qui n'estoyent pas à terme, orent leurs enfants, sans compagnie de personne par force de toussir, qu'il convenoit mourir à grand martyre, mère et enfant, et quand ce venoyoit sur la guérison ils jettoyent grand foyson de sang par la bouche, par le nez et par dessous, qui moult les ébahissoit et néanmoins personne ne mourust. »

1411

Pasquieu (2) en 1661 rapporte qu'à la date de 1411 bien des femmes à Paris accouchèrent a...nt terme.

1557

En 1557 *Forest* (3), cité dans la thèse de Meier parle de la grippe provoquant l'avortement et dit que les femmes succombaient en grand nombre.

(1) Ozanam. Histoire médicale des maladies épidém. etc. 2ᵉ édition. T. I. Paris et Lyon 1835, p. 77.
(2) Pasquieu. Recherches sur la France, livre IV, chap. 28.
(3) Forestus. Observ. med. lib. VI In Thèse de G. Meyer, p. 6.

A. Paré, Louise Bourgeois, Charles Guillemeau, Mauriceau, sans spécifier qu'il s'agit d'une toux épidémique, parlent de l'influence de la toux sur la femme enceinte en général et voici en quels termes :

Ambroise Paré (1) en énumérant les causes de l'avortement, mentionne « les grandes toux » et les fièvres aiguës.

1609

Louise Bourgeois (2) raconte l'histoire d'une femme, qui «... se mist à cracher de telle façon qu'il est incroyable, qui montre bien qu'elle est fort cacochyme. Telles femmes à mô aduis n'ont tant de sang qu'il faille leur en oster pour côserver leurs enfants ».

1621

Charles Guillemeau (3) : « L'un des plus fâcheux, dit-il, et presque insupportables accidents qui peut advenir à la femme grosse, est la toux, laquelle estant violente souvent cause douleur de teste, des costez, flancs et ventre, apporte des vomissements et des veilles sans pouvoir aucunemët dormir ny reposer pour la grande concussion et agitation qui se fait de tout le corps : Ce qui met souvent en danger la mère d'accoucher deuant le terme ordinaire. »

(1) A. Paré. OEuvres complètes Páris, liv. XVIII, T II 1840, p. 714.
(2) L. Bourgeois, Observations diverses sur la stérilité, perte de fruits. Paris 1609, p. 22.
(3) Ch. Guillemeau. De la grosesse et accouchement des femmes. Paris, 1621. Chap. XV, p. 37.

1672

Suivant *Bartholin* la constitution de l'année 1672 fut froi-
de et humide à Copenhague; la plupart des femmes enceintes, qui furent atteintes de la fievre qui prédominait, avortèrent ou rendirent leur enfant mort et succombèrent elles-
mêmes.

1694

Chose curieuse, le travail de *Mauriceau*, en portant la
même date que le traité de Peu (1) cité presque par tous les
auteurs, les termes dont il se sert pour décrire la maladie
nous fait bien savoir que c'est de la grippe qu'il s'agit.

« La femme grosse évitera particulièrement l'air qui est
trop froid et plein de brouillard; parsque causant de
grands rhumes et des distillations sur la poitrine il excite
la toux, qui par son subit et impétueux mouvement faisant
de puissants efforts qui poussent en bas, peut causer
l'avortement à la femme. » Et ensuite dans le chapitre XVI,
De la toux, etc., p. 141, il dit : « Si la toux est violente,
comme elle est quelquefois jusques à faire vomir, c'est un
des plus dangereux accidens, qui contribuent à l'avortement; d'autant que par son effort les poulmons taschant à
rejetter hors de la poitrine ce qui leur nuit, il se fait une
contraction de tous les muscles de la respiration, qui pres-
sant fortement par cette action l'air enfermé au dedans,
dont les poulmons sont tout gonflez, poussant aussi par
mesme moyen avec violence subite le diaphragme en bas

(1) BARTHOLIN, II. Voir Jacquemier article Avortem. du diction.
Dechambre, 1re série VII, p. 548.

(2) MAURICEAU. Traité des maladies des femmes grosses. Paris.
1694, p. 118.

et par conséquent toutes les parties du bas-ventre, mais particulièrement la matrice de la femme grosse, qui en reçoit une telle commotion »; etc.

Dans le chapitre « sur l'avortement et ses causes » du même traité, page 186, Mauriceau dit : « Nous pouvons dire en général que toute maladie aiguë fait facilement avorter la femme grosse; d'autant qu'elle tue son enfant, lequel estant mort ne peut pas rester longtemps dans la matrice, ce qui met aussi la femme en grand danger de la vie, la faisant très souvent périr peu de temps après être avortée, ou mesme devant, avec son enfant dans le ventre, comme il est arrivé à l'Impératrice qui mourut de la sorte le 12 mars 1673 au 5ᵉ mois de la grossesse par une fluxion de poitrine avec fièvre continue. »

Nous trouvons chez *Mauriceau* parmi ses « observations sur la grossesse et l'accouchement » les deux suivantes : Observations CXXXIV page 107. « Le 5 avril 1676 je vis une femme grosse de 6 mois et demy, qui avait depuis dix jours une toux continuelle, accompagnée de fièvre, qui la mettait en grand danger d'avorter et mesme en grand péril de la vie. Elle avoit déjà esté saignée trois fois du bras pour cette maladie, et voulait qu'on la saignast du pied suivant le conseil qu'on lui en avoit donné à dessein de la faire accoucher, croyant qu'elle se porteroit mieux, quand elle seroit accouchée. Mais je la dissiday de ce pernicieux conseil, en l'assurant que l'accouchement survenant durant sa maladie, la mettroit encore en bien plus grand danger de mourir. Ayant suivi le conseil que je luy donnay elle s'en trouva bien dans la suite et porta son enfant jusqu'à terme dont elle accoucha heureusement.

(1) Mauriceau. Observations sur la grossesse et l'accouchement. Paris, 1694, p. 107 et p. 26.

Observation XXVIII (p. 26) d'une femme, qui avorta d'un petit enfant de 6 mois par les efforts d'une violente toux, qui luy causa une perte de sang.

« Le 10 novembre 1670 je vis une femme grosse de six mois, qui avoit depuis huit jours une médiocre perte de sang avec quelques caillots, causée par les efforts d'une violente toux, qui avait fait dilater la matrice de la largeur du doigt, etc. »

Presque tous les auteurs qui ont abordé le même sujet, que nous, signalent *Peu* (1), qui dit dans le chapitre VII : De la toux survenue aux femmes enceintes, page 59 :

« La toux la plus maligne est ordinairement celle qui survient par une certaine intempérie de l'air, par une influence piquante et subtile qui pénètre les pores de la matière que nous respirons. Je dis qu'elle est la plus maligne. » Et ensuite. « L'expérience, dit-il, nous l'a aprit assez en 1675, où il s'éleva en diverses contrées pendant plusieurs jours un brouillard fort épais et fort pénétrant, dont la ville de Paris ne fut pas exempte. La toux fut si générale, qu'elle n'épargna ni forts, ni faibles. L'un et l'autre sexe en fut frappé, mais elle donna d'une telle force sur les femmes enceintes que la plupart qui en furent attaquées, moururent ; les unes par des fluxions de poitrine qui les surprenaient tout subitement et les suffoquaient, les autres par inanition, ayant perdu la plus grande partie de leur sang. » Et l'auteur ajoute que celles qui se faisaient saigner plusieurs fois se débarrassaient de la toux, mais « tombèrent dans un malheur peut-être plus grand », c'est-à-dire hydropisie soit général, « soit se remplissaient d'eau ou de vents ». Le grand et surprenant effet qui rend la toux si redoutable

______

(1) Peu. La pratique des accouchements, etc. Paris 1694 chap. VII, p. 59, etc.

aux femmes enceintes c'est que par les efforts presque continuels qu'elle leur fait faire à différentes reprises, elle ébranle d'une telle force leurs enfants, qui surnagent dans les eaux selon qu'ils sont plus ou moins avancés dans leur terme, et leur donne des secousses si furieuses que non seulement ils en changent de place et le plus souvent de posture naturelle, mais même l'arrière-faix se détache ou tout à fait ou en partie... »

1718

Dionis dans son « Traité général des accouchements », s'exprime ainsi : « Les grosses maladies, comme les fièvres aiguës, les fluxions de poitrine, les petites véroles font avorter presque toutes les femmes, qui en sont surprises étant grosses, on les peut compter pour mortes, car elles ont pour lors la maladie et l'avortement à combattre, auxquels il leur est impossible de résister, quoique la médecine leur prête tous les secours qu'elle est capable de donner. »

1720

Loew (2) dans son troisième volume des « Éphémérides des curieux de la nature (appendix 78) a observé que pendant l'épidémie de 1729 en juillet, août et septembre « les catarrhes malignes continuèrent et l'on vit des fièvres continues, des miliaires blanches chez les femmes en couches, des diarrhées opiniâtres et des doubles-tierces. Cette

(1) Dionis. « Traité général des accouchements ». Paris, 1718, p. 113.

(2) Loew. 3 vol. des « Éphémérides des curieux de la nature », chez Ozanam, *loc. cit.*, p. 130.

épidémie a fait plus de ravages à Londres que la peste de 1805. On compta plus de 60.000 malades à Vienne.

Les femmes enceintes en souffrirent beaucoup et «plusieurs se blessèrent». Quant aux symptômes l'auteur dit que les femmes enceintes avaient en outre des douleurs à la région lombaire, aux reins et au ventre. Lorsque l'affection catarrhale était simple elle se terminait du 4e au 7e jour par une épistaxis, ou par un léger crachement de sang ou par des hémorroïdes fluentes ou enfin par une ménorrhagie (p. 133.)

1730

Beccaria (1) décrit l'épidémie de 1730 à Bologne (rapportée par Ozanam et Fuster) et dit : « Quelques malades furent jugés par une épistaxis de même que les femmes le furent par l'écoulement de leurs règles. »

1753

Levret (2), dans son « Art des accouchements », mentionne les accidents qui peuvent survenir à la femme grosse à cause des difficultés de la respiration et de la toux.

1758

Simson (3), cité par Whyt et G. Meyer, a vu survenir à la suite de la grippe de 1758 des hémorrhagies.

1761

Backer (4) signale qu'au moment de l'épidémie de 1761

(1) BECCARIA. Voir Ozanam Hist. méd. etc., 2e édition, T. I. Paris et Lyon, 1835, p. 135.

(2) LEVRET. Art des accouchements, 1753. Paris.

(3) SIMSON. Voir Whyt. Medic. Bemerkungen, etc. London. Aus dem. Englischen Altenburg, 1764.

(4) BACKER. Id. Ozanam *loc. cit.*, p. 168.

S.

les femmes atteintes de grippe accouchaient avant terme.

1765

De la Motte (1), dans le chapitre qui traite les causes internes de l'avortement, signale la possibilité d'accouchement avant terme chez les femmes atteintes de maladies aiguës en général, dans lesquelles « la circulation est trop rapide, les femmes grosses qui ont le malheur d'en être atteintes, accouchent avant le temps et courent le risque de leur vie. Il est même rare qu'elles s'en tirent : ce qu'il y a d'avantageux dans ce malheur est que ces petits avortons viennent presque tous vivants au monde et qu'ils reçoivent aussi presque tous la grâce du saint baptême, à la différence de ceux qui viennent ensuite d'une grande peur. etc. »

Dans l'observation CLX (très probablement l'épidémie de grippe) où la grossesse de 3 mois est interrompue, la patiente était encore trente-quatre jours malade et la guérison complète suivit six semaines après.

1772

Fuster (2) et *Ozanam* (3) attirent l'attention sur la gravité particulière de la maladie en 1772 chez les femmes qui n'ont pas leurs règles.

1775-76

Contrairement à cette assertion *Gluge* (4) rapporte l'opi-

(1) DE LA MOTTE. Traité complet des accouchements, etc. Paris, 1765.

(2) FUSTER. Monographie clinique de l'affection catarrhale. Montpellier, 1861.

(3) OZANAM, *loc. cit.*

(4) GLUGE. Die Influenza oder Grippe nach den Quellen Histor. path., etc. Minden, 1837.

nion de *Lorry* qui de 1775-1776 aurait constaté chez les femmes à l'époque menstruelle et atteintes de grippe des convulsions.

1779

Law (1) en 1770 signale la fréquence des hémorrhagies au cours d'une grippe.

1781

Baudelocque (2) en parlant des causes de l'avortement dans son Art des accouchements : « Quelquefois, dit-il, l'avortement est la suite des maladies aiguës ou chroniques de la mère, de la pléthore sanguine ou de la disette des aliments ; de la toux et des efforts des vomissements. »

1782

Strack (3) dans sa thèse de 1782 dit : « Etenim tertio die post partum, cum febris excitetur, intra quam lac ad mammas venire debet, utraque febris, altera morbi altera lactis convenit et ambae conjunguntur. Inde calor vehementer exardescit, supervenit delirium, deficit lac, cohibentur lochia, perturbantur viscerum in abdomine tam secretiones, quam excretiones ; inflammatur uterus intestinaeve, intumet abdomen, sequitur gangraena quae aegram jugulat. »

Suit une observation d'une femme arrivée aux derniers mois de la grossesse, qui présentait les symptômes très

(1) Law. Voir Thèse de Cezilly, Paris, 1890, p. 51.

(2) Baudelocque. L'art des accouchements, 1781, etc., Paris, T. II, 1807, p. 88.

(3) Caroli Strack. Dissertatio de catarrhe, epidem. 1782. Mogunt, 1781.

graves d'influenza et qui accoucha le 3ᵉ jour de la maladie.

Les lochies furent très peu abondantes, et la fièvre très vive; elle a augmenté encore à partir du 3ᵉ jour après l'accouchement, en même temps qu'on vit la sécrétion du lait faire absolument défaut.

En administrant des doses quotidiennes de Cortex peruvia il aurait sauvé la malade, chez laquelle après la guérison on a vu réapparaître les lochies et la sécrétion lactée.

Le même auteur signale l'observation d'une princesse (serenissima princeps femina) qui aurait avorté et succombé à la suite d'une atteinte d'influenza.

1788

Delacroix (1) se prononce sur l'épidémie de 1788 à Paris en disant qu'elle aurait été beaucoup plus sérieuse chez les femmes « touchant leur période critique » où celles sujettes aux affections nerveuses.

1800

Gilibert (2) dit que « les symptômes graves avaient diminué d'intensité chez les femmes dont les règles survenaient à cette époque ou devançaient. (Epidémie de 1800).

1802

Cerri (3) pense que la grippe atteint de préférence la classe pauvre, celles des ouvriers, des personnes faibles et des femmes enceintes (Epidémie de 1802).

1803

Fuster (1) en étudiant l'épidémie de 1803 comme cause

(1) DELACROIX. Voir Ozanam *loc. cit.*, p. 191.
(2) GILIBERT. V. Ozanam, loc. cit., p. 190.
(3) CERRI. L, *Ibid.*, p. 201.
(4) FUSTER, loc. cit.

d'affections génitales, fait mention « des flux leucorrhoïques, d'engorgements utérins, en transmettant aux ulcérations déjà anciennes de ces parties une impulsion fréquemment funeste. »

Most (1) dans son étude sur l'influenza parle d'avortements dans l'espèce animale et humaine (Épidémie 1803).

Double (2) mentionne les avortements, aussi les affections leucorrhéiques et gonorrhéiques très fréquentes, des engorgements de l'utérus, qui dans plusieurs cas auraient été la crise de l'influenza.

Gluge (3) en reprenant ses recherches sur la même épidémie de 1803 dit que les femmes étaient atteintes dans une proportion notablement plus grande.

C'était justement l'opinion des médecins anglais, comme *Mosmann, Hirt, Ellis, Fiske, Walter, Gillespie, Bishoup* ; ce dernier affirme même que les 4/5 de malades qu'il eut à soigner furent les femmes.

Il survenait des avortements et des pertes de sang; les femmes en couches surtout auraient eu beaucoup à souffrir et *Bradley* (4) signale même six morts.

Le même auteur (5) raconte l'observation d'une jeune fille, qui après le rétablissement de la menstruation fut guérie de la chorée ; une attaque d'influenza (épidémie de 1803) a suffi pour provoquer à nouveau la réapparition des mouvements choréiques.

Une autre femme souffrant de douleurs ovariques pério-

(1) Most. Influenza Europä de Hamburg, 1820.
(2) Double. Journal général de Médecine, t. XVI, p. 80.
(3) Gluge, loc. cit.
(4) Bradley. V. Gluge, loc. cit.
(5) Gluge. loc. c.

diques, l'influenza en augmenta tellement l'intensité qu'il
« s'ensuivit une véritable nymphomanie ».

1807

Gardien (1) en parlant de la toux catarrhale avec la fièvre,
etc., : « On doit, dit-il, seulement apporter plus d'attention
à cette indisposition dans l'état de grossesse parce qu'elle
est bien plus dangereuse et peut provoquer l'avortement.
Et ensuite à la page 126 : « Une toux violente, soit qu'elle
ait son siège vers les poumons ou l'estomac ou qu'elle doive
être considérée comme une toux d'irritation et nerveuse,
est une cause assez fréquente d'avortement : elle fait cou-
rir plus de danger à la femme que le vomissement. Il est
même rare que ce dernier produise l'avortement. Dans le
vomissement les efforts se dirigent de bas en haut et agissent peu sur la matrice. Dans la toux l'impulsion se fait de
haut en bas ; les contractions tendent à pousser l'utérus en
bas. »

1833

Nægele (2) dit que parmi les causes occasionnelles d'a-
vortements et d'accouchements prématurés les maladies
aiguës compliquées de toux et de fièvres peuvent être incri-
minées.

1835

Ozanam (3) dans son ouvrage déjà souvent cité s'exprime de la façon suivante au sujet de l'influence que la

(1) GARDIEN. Traité d'accouchements, etc. Paris, 1807, t. II, p. 88 et
p. 126.

(2) NÆGELE. Lehrbuch der Geburtshülfe, etc., Heidelberg, 1833.

(3 OZANAM. Histoire médicale des maladies épidémiques, etc.,
2ᵉ édition. Paris et Lyon, 1835, t. I. p. 211 et suivantes.

grippe peut avoir sur l'appareil génital : « Dans l'épidémie catarrhale les femmes enceintes qui en sont attaquées, éprouvent à la région lombaire, aux reins et à l'abdomen des douleurs plus notables, qui s'exaspèrent sous les efforts de la toux et paraissent heurter plus particulièrement contre les os du sacrum et du pubis. »

Dans le chapitre qui traite le pronostic de l'affection (p. 212) voici les termes propres dont il se sert pour montrer la gravité de la maladie : « La toux violente provoque l'avortement chez les femmes enceintes et qui sont d'un tempérament mou et d'une fibre relâchée, ou des hernies secondaires chez les enfants. »

1836

Schweich (1) et *Gluge* (2) en 1836 étudient dans leurs monographies l'influence de la grippe sur la femme et cherchent à l'expliquer par une action élective de l'inflammation sur la muqueuse utérine.

1837

Hauff (3) dit que l'influenza était surtout dangereuse aux femmes enceintes et aux femmes en couches, chez lesquelles elle provoquait ou des accouchements prématurés ou déterminait l'apparition des pneumonies infectieuses graves et si le travail en lui-même n'était pas plus long que de coutume, les hémorrhagies étaient fortes, souvent les symptômes pneumoniques présentaient un certain amendement dans les premiers jours après l'accouchement, mais

(1) SCHWEICH. Die Influenza, Berlin, 1836.
(2) GLUGE. loc. cit.
(3) HAUFF. Medicin. corresp. Blatt für Württemberg, 1837.

ne tardaient pas à faire leur réapparition de façon à mettre la femme dans le plus grave danger.

Chez les patientes que l'influenza frappait alors qu'elles accouchaient à terme, la maladie prenait aussitôt une allure grave à cause de son caractère asthénique.

Tous ces faits contrastent avec ce que les auteurs ont signalé à propos de la pneumonie, où l'accouchement était généralement suivi d'une crise favorable.

Hauff a perdu deux malades, atteintes de grippe pendant les suites de couches.

Cless jun (1) a observé comme suite d'influenza un avortement de douze semaines, huit fois la péritonite, très souvent la chlorose.

Kercksig (2) a vu aussi de la péritonite, comme complication d'influenza.

Faulcon (3) consigne plusieurs cas de métrorrhagies, huit, dix ou quinze jours avant l'époque présumée des règles.

Lereboullet (4) a vu chez la femme prédominer une forme particulière de grippe, qui se traduisait par une influence marquée sur la menstruation ; en même temps il avait observé que les femmes étaient frappées de grippe surtout lorsqu'elles étaient près de leur époque menstruelle. Les règles dans ces cas étaient plus abondantes et prenaient souvent le caractère d'une véritable métrorrhagie.

(1) Cless. Médicin. corresp. Blatt für Wurttemberg, 1837.
(2) Kercksig. *Hufelands Journal XXIV.*
(3) Faulcon. *Gazette médicale* de Paris, 1837.
(4) Lereboullet. Rapport de la section médicale de la Société des sciences, etc., sur l'épidémie de grippe qui a régné à Strasbourg pendant les mois de janvier, février et mars 1837.

Chez les femmes qui étaient réglées d'une façon irrégulière elles faisaient apparition le deuxième et le troisième jour, dans d'autres cas on a pu voir survenir une métrorrhagie d'une façon absolument indépendante de l'époque menstruelle. Ces faits ont été observés chez les femmes et chez les filles de toutes les classes et de toutes les constitutions.

Lereboullet a remarqué le caractère particulièrement grave de l'influenza chez les femmes enceintes en ce sens, que non seulement l'évolution de la maladie était plus sérieuse, mais que la durée même de l'affection, la fièvre, les maux de tête et la toux atteignaient une intensité considérable. Il a vu aussi survenir chez les femmes enceintes des avortements et des hémorrhagies utérines et il signale même un cas de mort chez une femme enceinte de sept mois, qui au cours de l'influenza a eu une double pneumonie à terminaison fatale.

Dupeyral (1) et *Corset* (2) dans leurs thèses sur la grippe de 1837 sont muets pour ce qui touche la gravité de l'influenza chez les femmes enceintes et en couches.

Jacquemier (3) dans son très remarquable article, « Avortement », parle de l'influence des maladies aiguës sur la grossesse ; il admet, et voici comment il s'explique : « L'interruption, dit-il, survient de plusieurs façons : le fœtus contracte la maladie de la mère ; le plus souvent par troubles de circulation et d'hématose, d'autres fois ces troubles provoquent directement l'action excito-motrice de l'utérus

---

(1) DUPEYRAT. Sur la grippe et ses complications. Thèse de Paris, 1837.

(2) CORSET. Essai sur la grippe. Thèse de Paris 1837.

(3) JACQUEMIER. Art. avort. du dictionn. Dechambre 1re série, t. VII, p. 518.

et le fœtus est expulsé vivant ou récemment mort; plus rarement l'hémorrhagie utérine est le phénomène initial du travail. »

Quant à la grippe Jacquemier ne croit pas que la grippe ait une influence bien nette sur le cours de la grossesse, mais lorsque la maladie s'acompagne de fièvre intense et de quintes de toux pénibles et fréquentes l'accouchement prématuré se déclare assez souvent. « Il est plus rare, dit-il, *au moins d'une prédisposition marquée* de voir survenir l'avortement. *Les secousses de la toux* semblent, plus que l'état fébrile, provoquer le travail en excitant directement les contractions utérines ou quelquefois un commencement de perte, car lorsque la grossesse est déjà avancée les enfants naissent généralement vivants. »

Cette opinion de Jacquemier est certainement très intéressante et dans les chapitres où nous aurons à étudier d'une façon spéciale l'influence de la grippe, ses modes d'action sur l'appareil génital de la femme, nous verrons si elle n'est pas trop réservée, trop prudente.

1851

Aucun renseignement concernant la même question dans le dictionnaire de *Delormie* (1), ni dans la thèse de *Nérat* (2) *Desormeau* (3) croit au contraire que l'avortement loin d'aggraver les maladies aiguës, leur imprime une allure plutôt favorable.

1858

Ferrier (4) en parlant des avortements et des hématuries

(1) DELORME. Dict. de méd., t. XIV, 1836, p. 281.
(2) NERAT. De la grippe. Thèse de Paris 1851, p. 24.
(3) DESORMEAU. Avort.4. Dict. de méd. en 30 vol.
(4) FERRIER. De la grippe. Thèse de Paris, 1868, p. 11 et 18.

déterminés par l'épidémie de grippe en général et celle de
1837 en particulier, dit que ces hémorrhagies peuvent peut-
être s'expliquer par la fluxion sanguine, l'hyperémie, suite
de l'état de phlogose de toutes les membranes muqueuses ;
nasale, bronchique, utérine, vésicale, — caractère général de
la grippe, et à la page 14 il revient sur cette action conges-
tive et dit que chez les femmes la fluxion catarrhale peut
s'étendre sur la muqueuse utéro-vaginale, donner naissance
à des écoulements leucorrhéiques ou augmenter ceux qui
existaient déjà. Il fait en même temps remarquer que ces
écoulements sont quelquefois accompagnés de douleurs
vives dans la région des reins et hypogastrique.

Les phénomènes que l'on observe généralement au début d'une menace d'avortement ne diffèrent, comme on
voit, en rien de ceux que signale Ferrier comme complication possible de la grippe.

Trousseau et *Blondeau* (1) citent l'observation d'une
dame venue à Paris, afin de consulter pour des accidents
de chlorose et un écoulement leucorrhoïque qui subit sous
l'influence de la grippe une exagération notable.

1859

Le Dr *Lavirolte* (2) a publié en 1859, un article intitulé
« De l'influence de la grippe sur l'état puerpéral » ; il croit
à cette influence et explique aussi les complications survenues pendant les suites de couches chez les femmes qu'il
eut à soigner. Or, il suffit d'analyser les faits pour voir

---

(1) Trousseau et Blondeau. Voir thèse d'Emond. De la grippe, 1858,
p. 23, et thèse de Poussain. Contribution à l'étude de la grippe, etc.,
Paris, 1890, p. 16, *Gazette des hôpitaux*, février 1858.
(2) Lavirotte. De l'influence de la grippe sur l'état puerpéral.
Gazette médicale de Lyon, 1859, t. XI, p. 357.

combien sont peu justifiées les conclusions formulées par Lavirotte.

Une seule observation, celle où il parle d'un avortement survenu chez une femme de 23 ans atteinte de grippe, paraît probante.

Dans toutes les autres, il est plus que probable que les suites de couches furent troublées par l'infection puerpérale, absolument différente de la grippe.

Comme preuve de ce que nous avançons, il suffira de citer une de ces observations.

Observation VI.

Primipare de 21 ans d'une constitution délicate, a été atteinte au mois de janvier d'une grippe assez légère, mais après laquelle elle avait conservé une toux. Commencement du travail le 9, et le 10 février, elle accoucha à terme d'un enfant d'un très petit volume, bien conformé.

Après trois premiers jours qui s'étaient passés assez normalement, « cependant la réaction qui suivit peu après l'accouchement fut assez vive et ne fut pas suivie de cet état de bien-être qui lui succède », la *fièvre de lait* se développe avec une grande intensité et après deux jours, c'est à peine si elle s'était apaisée un peu. Le cinquième jour, 7 heures du soir, la malade éprouve un violent accès de fièvre qui commença par un frisson, refroidissement général, avec teinte violacée des extrémités, face pâle. Puis sueur abondante, face colorée, pouls 130 par minute. *Le ventre douloureux à la pression* Le lendemain 16 février, pouls 100°, le ventre beaucoup moins douloureux, état presque normal. Mais à 5 heures du soir, un nouvel accès comme celui de la veille aussi violent.

Le 11 février dernier accès le soir, mais il fut singulièrement amoindri.

Malgré l'insuffisance des documents apportés, Lavirotte conclut néanmoins d'une façon assez positive et dit que la grippe subit une recrudescence sous l'influence de l'état puerpéral.

1862

Graves (1), dans ses leçons de clinique médicale, cite le cas d'une dame, qui fut prise de grippe très peu de temps avant sa couche.

Le jour même de l'accouchement, l'inflammation bronchique se compliqua de pneumonie et la malade mourut avec une hépatisation générale du poumon droit.

Cette observation montre bien le coup de fouet donné à la maladie par l'accouchement.

Lusana (2) dit avoir vu un assez grand nombre d'avortements être la conséquence, soit de la maladie même, soit des quintes fréquentes dont les malades étaient tourmentées.

Cazeaux (3), dans son traité d'accouchement, conclut dans le même sens.

1870

Leroy (4), dans son étude, cite comme complication de la grippe, les métrorragies, l'hématurie et différents exanthèmes, en outre il appuie sur la prédisposition particulière qu'avaient les femmes à contracter la grippe.

(1) Graves (R. J.). Leçons de clinique médicale. Traduction par le Dr Jaccoud, 1862, t. I, p. 557.

(2) Lusana. Annali Universali di médicina, 1852, t. CLXXIV, p. 600.

(3) Cazeaux. Traité d'accouchements; 6ᵉ édition, 1862, p. 359.

(4) Leroy. Etude sur la grippe. Thèse de Paris, 1870, p. 22.

Brochin (1) signale les diverses hémorrhagies qui ont été observées dans la grippe : hémoptysie, hématurie, ménorrhagies, etc., il dit en même temps, à la page 725, que plusieurs praticiens et particulièrement des accoucheurs, ont constaté l'influence de la grippe sur la grossesse dont la durée est souvent abrégée et l'issue compromise par les quintes de toux répétées.

M. *Fauconnet* (2) de Lyon a écrit un travail inédit sur l'influence de la grippe, sur la fièvre puerpérale.

1872

Gintrac (3) a aussi signalé les fâcheuses conséquences de la grippe telles : l'hémoptysie, les métrorrhagies, etc.

1873

Dans la thèse de *Dartigolles* (4), nous retrouvons les mêmes complications.

1874

Dans le cours de l'hiver 1874, *Van der Valden* (5) eut l'occasion d'observer plusieurs *cas d'influenza* compliqués des métrorrhagies.

Zuelzer (6) constate que les femmes avortent souvent sous l'influence de la grippe et les règles s'établissent chez

(1 Brochin. Dictionnaire Dechambre, t. X, p. 720.

(2) Fauconnet. Voir Brochin, p. 725.

(3) Gintrac. Nouveau dictionnaire de médecine et de chirurgie, 1872, t. XVI, p. 730.

(4) Dartigolles. De la fièvre catarrhale. Thèse de Paris, 1873.

(5) Van der Velden. Ueber eine im Winter, 1871-75. In Strassburg beobachtete Epidemie. Inaug. Dissert. Strasburg, 1875.

(6) Zuelzer. Influenza. Handbuch der acuten. Infection krankh II, Theil, 1874, p. 510.

les femmes aménorrhoïques. Ce fait n'a rien d'ailleurs de spécial, étant donnée l'action analogue des maladies infectieuses en général.

1876

Dans sa thèse sur la grippe, *Nebout* (1) parle aussi de l'influence prédisposante du sexe et des complications telles que métrorrhagies et avortements, provoqués, dit-il, par les quintes de toux. Il montre aussi que la femme dans le temps qui précède ou suit les règles, est plus disposée à contracter la grippe qu'à toute autre époque.

1878

Chailly-Honoré (2) exprime une idée analogue à celle de ses prédécesseurs ; c'est toujours par la toux, symptôme de la grippe, qu'il explique l'avortement.

1880

Les travaux de *Lapie* (3) et de *Chatellier* (4) n'apportent guère de faits nouveaux ; mais ce dernier montre dans l'observation VI qu'il cite, l'influence de la grippe sur la menstruation qu'elle hâterait dans son apparition.

Doussain (5) envisage la grippe comme une maladie générale et croit avec le professeur Jaccoud qu'elle a pour caractère distinctif l'absence de la localisation fixe et la dépression des manifestations morbides.

(1) Nebout. Etude sur la grippe. Thèse de Paris, 1876, p. 48.

(2) Chailly-Honoré. Traité pratique d'accouchements. Paris, 1878.

(3) Lapie. Relation d'une épidémie de grippe abdominale. Thèse de Paris, 1876.

(4) Chatellier. De la pleurésie dans la grippe. Thèse de Paris, 1880, p. 15, etc.

(5) Doussain. Contribution à l'étude de la grippe, etc. Thèse de Paris, 1880, p. 39, 42.

1881

Chauveau (1), « dans sa » Contribution à l'étude de la grippe essaie, à l'appui de quelques observations, de montrer le rapport entre la grippe et les complications du côté de l'appareil génital. Mais, à notre grand regret, nous devons dire que l'observation citée à la page 39, n'entraîne nullement notre conviction. C'est d'ailleurs aussi le sentiment exprimé par l'auteur à la page 37. « Les localisations de la grippe sur les organes génitaux ne nous sont pas connues et bien qu'on ait signalé dans presque tous les cas de grippe de l'épidémie du département de la Vienne 1837 des métrorrhagies, nous nous refusons pour le moment à mettre sur le coup de la grippe la complication dont nous parlons. Les causes des désordres du côté de l'appareil génital de la femme sont nombreuses, variées, ignorées. »

1885

Moreau (2) parle d'une femme enceinte de 7 mois, qui dans le cours d'une grippe fut prise d'une éruption généralisée.

1886

Tarnier et *Budin* (3) citent Grisolle, qui, tout en ayant observé une toux très intense chez des femmes enceintes, n'a jamais vu survenir d'accidents. A la page 476 du même

(1) CHAUVEAU. Contribution à l'étude de la grippe. Thèse de Paris, 1881, p. 30, 39 (p. 37).

(2) MOREAU. Des diverses modalités cliniques de la grippe. Thèse de Paris, 1885, p. 65.

(3) TARNIER et BUDIN, Traité de l'art de l'accouchement. Paris, 1886, t. II, p. 83, 476.

ouvrage, en énumérant les causes de l'avortement, les auteurs citent aussi la grippe.

M. le Dr *Netter* (1) dans un article publié dans *La France Médicale* communique l'observation d'une jeune femme, âgée de 30 ans, qui au cours de la grossesse fut prise d'une pneumonie grippale ; celle-ci montra aussitôt un caractère très grave. La femme accoucha prématurément le troisième jour de la maladie, et mit au monde un enfant vivant, qui paraissait avoir 7 mois. Le septième jour, la femme succomba. M. Netter se demande à quoi peut être attribuée cette rapidité et gravité exceptionnelle que n'expliquent ni l'âge, ni les antécédents et se rallie à l'idée que la grippe a pu exercer cette influence néfaste.

M. le Dr *Menetrier* (2), dans sa thèse, publie plusieurs observations de grippe compliquée de grossesse.

Dans la première (p. 46), il s'agit d'une jeune femme de 19 ans enceinte de 6 mois. Malgré l'intensité des phénomènes pulmonaires, la forte fièvre (40°) et dyspnée intense, il y a eu défervescence et la femme guérit tout en continuant sa grossesse, sans avoir présenté à aucun moment de douleurs dans le ventre.

Dans l'observation VII, page 62, c'est encore une femme enceinte de 6 mois et qui malgré les symptômes bien parus d'une pneumonie grippale continua sa grossesse.

L'observation XX (p. 92) donne l'histoire d'une femme de 25 ans, qui, atteinte d'une pneumonie grippale, fit une fausse couche de 3 mois 1/2, le 7ᵉ jour de sa maladie. À partir de

(1) NETTER. Pneumonie mortelle chez deux conjoints, etc. *La France médicale*, 25 mars 1886.

(2) MENETRIER. Grippe et pneumonie en 1886. Thèse de Paris, 1887, p. 46, etc.

ce moment la fièvre a décliné, et le 12° jour la défervescence est activée. Mais quelques jours après, le 11° jour
après l'avortement, la femme est à nouveau prise de
frisson violent et sa température monte à 40°,5. La fièvre
ne cesse plus et la malade meurt quatre jours après « sans
qu'on ait pu affirmer une autre localisation de la maladie et
sans qu'elle ait présenté de douleur du côté de l'utérus ».

Le D' *Bertillon* (1), dans un travail sur la grippe à
Paris, de 1889-1890, a émis, en s'appuyant sur les statistiques de la Ville de Paris, l'opinion que la grippe n'augmente pas la fréquence des avortements et des naissances
prématurées ; les données de la statistique municipale de
Berlin auraient aussi fourni un résultat négatif ; mais où l'influence de la grippe semble manifeste, c'est sur l'impuis-
sance ou la stérilité du mari, due uniquement à la maladie ;
c'est ainsi qu'on a constaté une diminution notable des
naissances neuf mois après l'épidémie.

Dans le traité de *Charpentier* (2) on retrouve résumées
les opinions classiques de Jacquemier, de Cazeaux, de
Luzana.

Auvard (3) croit que la grippe peut amener l'avortement et l'accouchement prématuré, mais d'une façon exceptionnelle.

Dupin (4) rapporte les faits communiqués par *Georges*

(1) BERTILLON (JACQUES). La grippe à Paris en 1889-90. Paris, 1892,
p. 12, 131, parag. 11, etc.

(2) CHARPENTIER. Traité pratique des accouchements. Paris, 1889,
2° édit., t. I, p. 601.

(3) AUVARD. Traité pratique d'accouchements. Paris, 1890, p. 356
et 569.

(4) DUPIN. Des complications de la grippe. Thèse de Bordeaux,
1890, chap. VII, p. 67-69, etc.

Meyer dans, dans la séance du 6 janvier 1890, à la Société de médecine interne de Berlin. Cet auteur aurait observé un avortement dû à l'influenza.

Biermer (1) a constaté que l'influenza provoque des métrorrhagies et le retour des règles chez les femmes en état d'aménorrhée. A la page 69 de la thèse du D' Dupin on trouve deux cas d'avortements, l'un de 3 mois, l'autre de 4, que le D' Dupin dit ne pouvoir guère expliquer par l'action de l'influenza, étant donné que l'intensité de la fièvre en pourrait nullement y être incriminée.

M. le prof. *Proust* (2), dans son rapport à l'Académie de médecine, affirme, de même que l'a fait M. Bertillon, que neuf mois après la grande épidémie de 1889-1890, le nombre des naissances a sensiblement diminué et il croit en même temps que la grippe semble agir d'une façon défavorable sur la grossesse et ses suites.

Lehmann (3) rapporte l'opinion de Bonnemaison qu'il y a une identité complète au point de vue de l'origine entre les fièvres puerpérales, purulentes, typhoïdes, les érysipèles, certaines pneumonies et, en général, toutes les affections malignes. Nous verrons plus tard quelle grande importance cette notion générale peut avoir au point de vue de l'interprétation de certains cas observés.

Cezilly (4) cite deux observations, n° XXII, p. 40; n° XXI,

(1) BIERMER. Influenza, grippe, etc. Handbuch. der spec. Path. etc. Erlangen, 1854-1867, p. 601.

(2) PROUST Rapport à l'Acad. de Méd. sur l'épid. de grippe de 1888-1890, en France. Bulletin de l'Acad. de Méd. Séance du 12 avril 1872, p. 557, etc.

(3) LEHMANN, Contribution à l'étude des manifestations septicém. et pyohém. de la grippe. Thèse de Paris, 1890, p. 15.

(4) CEZILLY. Contribution à l'étude de la grippe. Thèse de Paris 1890, p. 44, 53, 91, etc.

p. 91 (du D' Lepage), de suites de couches compliquées
de fièvre. Or, malgré toutes les recherches et examens
répétés du côté de l'appareil génital, on ne put constater
rien d'anormal, mais, par contre, la poitrine était le siège
de phénomènes congestifs. L'auteur a observé chez une
femme de 45 ans des métrorrhagies persistantes dues à
l'influence de la grippe. Pour ce qui est de l'effet de cette
affection sur la grossesse, il croit que les femmes enceintes sont tout aussi sensibles aux atteintes de la maladie,
que celles qui ne sont pas en état de grossesse. Chez quelques femmes, ajoute-t-il, l'influenza a déterminé l'avortement et l'accouchement prématuré, surtout lorsque l'infection coïncidait avec l'époque menstruelle.

Le D' *Krakauer* (1) signale parmi les complications rares
de l'influenza, la péritonite.

Le D' *Heinemann* (2) a fait une communication des plus
intéressantes. Il dit que malgré les nombreux cas d'influenza qu'il a eu à traiter chez les femmes enceintes il ne
lui a jamais été donné de voir survenir d'avortement ou
d'accouchement prématuré. Une fois chez une secondipare
il a vu survenir une hémorrhagie, mais qui ne dura qu'un
seul jour et cessa grâce au repos. Chez une autre deux
jours avant l'accouchement, qui a été bien à l'époque présumée, survint une attaque d'influenza. L'enfant qui est né
vivant a présenté déjà dès le troisième jour les symptômes
d'une gastro-entérite et cependant à aucun moment il n'a
eu le sein de la mère. La garde avait remarqué immédiatement après la naissance que sa langue était voilée.

Le prof. *Leyden, ibid.*, page 113, a attiré l'attention

(1) Krakauer. Internation. Klinisch. Rundschau, 1890, p. 325.
(2) Heinemann. Internat. Klinisch. Rundschau, 1890, p. 276.

sur la tendance des femmes atteintes d'influenza aux métrorrhagies et autres variétés d'hémorrhagies.

Le prof. *Gruber* (1), page 405, dit que l'influenza présente un grand intérêt pour les spécialistes qui auront à étudier ses diverses manifestations dans les différents organes.

Le D' *Sigmund Alexander* (2), médecin à Pistyan a communiqué une statistique de 120 cas d'influenza avec 8 morts, dont 2 femmes en couches avec de la péritonite.

Trossat (3), dans le *Lyon médical*, 1890, a eu à constater au cours de l'influenza non seulement des complications du côté de l'appareil urinaire (cystite purulente), mais encore du côté de la menstruation, qui semble avoir subi des modifications quant à l'époque et la quantité du sang perdu. Dans plusieurs cas le même auteur vit survenir des avortements et accouchements prématurés au début de l'influenza.

Hennig (4) eut à soigner pendant l'épidémie 1889-1890 en tout 63 cas, dont 6 femmes enceintes et 10 femmes en couches. Chez les premières il n'a eu rien de spécial à noter. Chez les femmes en couches 2 ont succombé, dont une six jours après un accouchement normal, des suites d'une faiblesse cardiaque ; l'autre, atteinte au dernier mois de sa grossesse mourut huit jours après un accouchement pénible avec les symptômes d'un scorbut.

Parmi les nouveau-nés 2 ont succombé aux suites d'une broncho-pneumonie.

(1) Gruber. Internat. Klin. Rundschau, 1890, p. 405.

(2) Sigmund Alexander. Internat. Klin. Rundschan, 1890, p. 441.

(3) Trossat. Lyon méd., 30 mars 1890 (système gén. urin. et influenza).

(4) Hennig, Gesellschaftsbercht f. Geb. zu Leipzig, 17 mars 1890, etc. Centralbl. f. Gyn., 1890, n° 31, p. 619.

En outre le D' Hennig appelle l'attention sur un cas remarquable où mère et fille furent prises dès le commencement de l'influenza d'écoulement menstruel huit à dit jours avant le moment attendu.

Dé D' *Hertzsch* (1) a eu à observer 7 cas d'influenza chez les femmes en couches, dont une phtisique est morte quatre jours après l'accouchement, qui eut lieu avant terme. Les autres ont pu quitter l'établissement dix, onze jours après l'accouchement. L'auteur dit avoir pu établir le diagnostic d'influenza d'après l'examen des microbes pathogènes contenus dans les lochies.

Littauer (2) communique le cas d'une femme qui le lendemain de l'accouchement fut prise de l'influenza. La localisation pulmonaire (pneumonie) a demandé trois semaines pour guérir. Le même auteur a vu dans 2 cas les menstrues survenir avant le moment présumé.

Huber (3) nie l'influence de la grippe sur la fréquence des avortements.

Sænger (4) a fait connaître le cas d'une femme qui peu de temps avant la fin de la grossesse fut atteinte de l'influenza. L'accouchement eut lieu sans difficulté, mais la femme est morte des suites d'une pneumonie double compliquée d'asthénie cardiaque. L'évolution des organes génitaux eut lieu d'une façon tout à fait normale.

Le D' *Anton* (5) a vu chez une femme atteinte d'influenza les règles avancer de huit jours, chez les autres l'influenza

(1) Hertzsch. Centralbl. f. Gyn., 1890, n° 34, p. 610 (Discussion über Influenza bei Frauen).
(2) Ibid.
(3) Ibid.
(4) Ibid.
(5) Anton. Münchener med. Wochenschr., 1890, n° 30, p. 42.

a coïncidé avec l'époque des règles. L'auteur se demande si on ne peut en déduire que les femmes y sont plus prédisposées à ce moment plutôt qu'à toute autre époque.

Les D^s *Stintsing* et *Weitemeyer* (1) appellent l'attention sur la durée de la maladie entre 14 et 20 ans qui serait considérable, si on la compare à celle que l'on observe chez l'homme du même âge, et les auteurs ne sont pas loin d'incriminer les phénomènes qui se passent au niveau des organes génitaux de la femme entre 14 et 20 ans.

Mme *Miropolsky* (2) parle de la grippe abdominale, et fait remarquer sa fréquence relative chez la femme et se demande si cette forme s'attaque de préférence au sexe féminin.

Amann (3) a publié dans la *Med. Wochenschr.*, un travail absolument remarquable tant au point de vue des questions multiples qu'il étudie que sous les rapports des documents apportés. Nous aurons à plusieurs reprises à revenir sur cette publication absolument inconnue en France.

Robert Barnes (4) et *Réginald Evershed* (5) ont constaté que la grippe coïncide souvent avec la menstruation.

Aly (6) a vu survenir une métrorrhagie chez une femme

(1) Stintzing und Weitemeyer, Ibid., 1890, n° 8, p. 133.
(2) Mme Miropolsky. La grippe à Paris et dans les hôpitaux. Th. Paris, 1890, p. 41.
(3) Amann. J. A. J. Münchener Med. Woch., 1890, n° 9, p. 182, etc.
(4) Barnes Robert. The British medic. Journal Feb. 15, 1890, p. 456.
(5) Evershed Reginald. Ibid. March 1 1890, p. 377.
(6) Aly. Deutsche medicin. Wochenschr., 1890, n° 12.

aménorrhoïque de 50 ans et le Dr *Wehmer* (1) connaît un cas semblable chez une femme de 57 ans atteinte de ménopause depuis huit ans.

Une observation non moins remarquable est celle d'une femme de 44 ans, qui a subi une double ovariotomie et qui depuis l'opération faite il y a deux ans n'a plus vu reparaître ses règles et dont l'utérus était complètement atrophié, — cette femme fut prise à propos de l'influenza d'une hémorrhagie intestinale très grave. Un cas semblable chez une femme de 36 ans a été relaté par *Gottschalk* (2). Ce dernier a publié des travaux considérables sur le sujet qui nous intéresse ; ils sont d'ailleurs cités partout et font autorité.

Rudolff Muller (3) a fait connaître l'action de l'influenza sur les femmes gravides et non gravides.

Grâce à l'obligeance de M. le prof. *Freund* de Strasbourg j'ai pu prendre connaissance d'une thèse très documentée et rédigée d'une façon remarquable, c'est celle de M. *Gustave Meier* (4), travail des plus complets et envisageant la question à peu près sous toutes les faces.

Sirs (5) cite les faits qui se rapportent à sa clientèle particulière ; il aurait constaté un moins grand nombre d'ac-

(1) Werner. Voir G. Meier Ueber den Einfluss. der Influenza, etc. Inaugur. Diss. Strassburg, 1890, p. 36.

(2) Gottschalk. Ueber den Einfluss der Influenza etc. Centralbl. f. gyn., 1890, n°3, p. 41, 1892, n° 3, p. 49.

(3) Rudolf-Muller. Beobachtungen über den Einfluss der Influenza auf den weiblichen Sexualapparat. Centralbl. f. Gyn. 1890, n° 17, p. 207.

(4) Gustave Meier. Ueber den Einfluss der Influenza auf den weiblichen Sexualapparat. Inaugur-Dissert. Strassburg, 1890.

(5) Sirs. Influenza and fecondity. The Lancet, 1890, 27 septembre, p. 702.

couchements à terme et un nombre plus considérable d'a-
vortements. Au lieu de 36 accouchements et 4 avortements
observés dans les dix dernières années, il a eu 18 accou-
ments à terme et 10 avortements. L'auteur se demande si
les faits qu'il vient de constater constituent une exception
ou si l'influenza peut en réalité agir comme facteur nuisible.

Le Dr *Banks* (1) a vu 3 cas d'avortements et d'accouchements prématurés à la suite de la grippe survenus à la
période de convalescence.

Le Dr *Strassmann* (2) a publié un travail sur l'influenza
des nouveau-nés. Nous aurons à y revenir dans le chapitre spécial qui concerne l'influence de la grippe sur les
nouveau-nés.

Mijnlieff (3) de Breukelen a publié deux articles très
intéressants, l'un dans le Centralb f. gyn. 1801 et l'autre
dans les Nouvelles Archives d'obstétrique et de gynéco-
logie.

Verneuil (4) dans la séance du 6 mai et de 10 août 1800 à
l'Académie de médecine, a fait ressortir l'importance de la
grippe au point de vue de la pathogénie de certaines sup-

(1) BANKS. The Philadelphia medical and surgical reporter le
26 avril 1890.

(2) STRASSMANN. Influenza chez les nouveau-nés. Zeitschr. für Geb.
und. Gyn. 1890.

(3) MIJNLIEFF. De l'influence de l'influenza sur la menstruation,
la grossesse et les suites de couchet. Nouv. Arch. d'obs. et de gyn.
1890, p. 550.

Idem. Ueber den Einfluss etc. Centralbl. f. gyn. 1891, n° 9,
p. 133.

(4) VERNEUIL, Bull. de l'Acad. de méd. Séance du 6 mai 1890,
p. 457, 461, etc.

purations et de l'influence du traumatisme sur la grippe et vice versâ.

Demons (1), de Bordeaux dans une lettre écrite à M. Verneuil doute de l'influence certaine de la grippe sur les complications suppuratives des affections chirurgicales. « Ici, dit-il comme dans bien d'autres car les rapports de causalité, de simple coïncidence ou de succession pure sont fort malaisés à établir.

1891

Vidal (2), 1891, parle de la prédisposition qu'auraient les femmes atteintes de grippe à contracter l'infection puerpérale.

Neustab (3) a décrit une paramétrite survenant chez une femme atteinte de grippe et d'infection puerpérale. D'autres membres de la même famille étaient atteints de grippe.

Leledy (4) et *Redureau* (5), dans leurs thèses de 1891, étudient l'influence de la grippe sur la menstruation et la suppuration.

M. le prof. *Bouchard* (6), dans son rapport à l'Académie

(1) DEMONS. Voir Verneuil, loc. cit.

(2) VIDAL. Traité de Médecine de Charcot et Bouchard. 1891, t. I., p. 828.

(3) NEUSTAB. Medicina, 1891, n° 15. (Journ. d'Acc. et gyn. Saint-Pétersbourg. 1882, n° 4, p. 307.)

(4) LELEDY. Contribution à l'étude de l'épidémie de grippe de 1889-90, p. 108. Thèse Paris, 1891.

(5) REDUREAU. Contribution à l'étude de la suppuration dans la grippe. Thèse. Paris, 1891, p. 21, 39-41.

(6) BOUCHARD. Mémoires de l'Académie de médecine, 1891. T. XX..VI, fasc. II, p. 37 et suiv.

de médecine, cité Hebert qui ayant à soigner un gardien guetteur de sémaphore du Raz de Sein, sa femme et un autre employé, dut assister la femme prise d'accouchement prématuré. Parmi les complications si fréquentes de la grippe, le prof. Bouchard attire l'attention sur la coexistence des érysipèles et des grippes. « Cette coïncidence est intéressante à noter puisque le streptocoque est l'un des microbes qui ont joué un rôle dans la pathogénie des infections secondaires ».

Leclerc (1), dans sa thèse, cite plusieurs observations (0), d'accroissement rapide des tumeurs pelviens, causé par l'influenza.

v. Herff (2) dit avoir observé chez quelques malades de la Clinique gynécologique de Halle de la cystite et quelques complications du côté du paramétrium, de même que des hémorrhagies.

M. le D' *Troister* (3) a observé en pleine convalescence de la grippe la Phlébite.

Lasarewitsch (4), dans son traité d'accouchement, cite le D' *Lwoff* qui croit que l'influence fœticide de la grippe est souvent due à l'élévation brusque de la température et à la persistance de celle-ci avec des oscillations minimes. Pour le même auteur l'expulsion du fœtus mort n'au-

(1) Leclérc Ueber den Einflus der Influenza anf das Wachsthum der Geschwülste der welbl. Geschlechtsorgane. Inaug. Diss Strassburg, 1891.

(2) V. Herff. Münchener médic. Wochenschr. 1892, n° 6, p. 93.

(3) Troisifa. La Riforma medica, vol. II. Napoli, 1892, p. 76, (compte-rendu).

(4) Lasarkwitsch. Traité d'accouch. Saint-Pétersbourg, 1892. Ed. II., t. I, p. 430.

rait lieu que six à huit semaines après que les malades ont complètement recouvré leur santé. Ayant à observer huit cas dans la deuxième moitié de la grossesse, deux fois l'accouchement eut lieu dans les 7e et 8e mois et les enfants, naquirent vivants, mais faibles et n'ont pas survécu ; deux autres fois les femmes avortèrent au 3e mois. L'examen histologique d'un de ces derniers cas a permis de constater une dégénérescence graisseuse complète de la caduque et du chorion, qui montrait bien que le développement du fœtus s'était arrêté peu avant son expulsion. Lasarewitsch croit que l'influenza tue le fœtus surtout dans les premiers mois de grossesse. Aussi l'auteur conseille-t-il aux femmes enceintes atteintes de grippe la plus grande prudence et l'usage des médicaments antithermiques.

1892

Labadie-Lagrave (1) a publié dans *La Médecine moderne* un article très important et rempli de faits et de vues très intéressants, que nous aurons à analyser au cours du travail.

1893

Virey (2) cite dans sa thèse une observation où les règles ont joué le rôle d'un véritable phénomène critique, après lesquelles la malade n'a plus eu de fièvre.

Trastour (3) apporte un fait analogue.

(1) LABADIE-LAGRAVE. La grippe à la Maternité. La Médecine moderne, nos 7 et 8, 1892.

(2) VIREY. Étude clinique sur quelques formes nerveuses de la grippe. Thèse de Paris, 1893, p. 10.

(3) TRASTOUR. Forme cérébrale de grippe. Thèse de Paris, 1893, p. 31.

Stumf (1) parle de la prédisposition des femmes atteintes de grippe à faire des avortements, de la diminution notable des naissances comme suite de l'atteinte par l'influenza. Il croit en même temps pouvoir affirmer, grâce aux données statistiques, que le nombre des garçons emportait sur celui des filles, fait qui se reproduit chaque fois qu''il s'agit d'une grande calamité publique qui influence les populations d'une façon dépressive. (Hypothèse de Düsing.)

Didier (2) signale la tendance hémorrhagique de la grippe.

Teissier (3), le professeur de Lyon, en étudiant les hémorrhagies par altération des parois vasculaires ou du sang, dit : « Ces hémorrhagies sont des complications banales, et qui, en général, n'ont pas de gravité, mais il faut les connaître pour ne pas éliminer le diagnostic de grippe à cause d'une métrorrhagie. » Il cite encore une observation où la grippe était compliquée d'une phlegmatia alba dolens des deux membres, que d'autres auteurs ont aussi eu l'occasion de constater au cours de la maladie.

Pour le Dʳ *Loviot* (4), la gravité de la grippe dépend de l'intensité des phénomènes observés, qui seule peut expliquer pourquoi, dans certains cas, l'avortement se produit, alors que dans d'autres la grossesse continue ; il insiste en outre sur la prédisposition variable des individus et de la

(1) Sturr. Die Influenza-épidemie der Jahres, 1889-90, und ihre Rückwirkung auf die Geburtenziffer. München, Medic. Wochensch, 1893 et 26, p. 496.

(2) Didier. Essai sur la grippe, etc. Thèse de Paris, 1893, p. 22.

(3) Teissier. La grippe-influenza. Leçons professées à la Faculté de médecine de Lyon, 1893. Paris, p. 116, 117, etc.

(4) Loviot. Grippe et puerpéralité. Nouv. Arch. d'Obst. et de Gynéc., 1893, p. 174.

façon différente dont elles réagissent vis-à-vis des agents infectieux.

Charpentier (1) dit que, d'une façon générale, il faut noter 1° la rareté de la grippe chez les enfants, l'immunité des nouveau-nés ; 2° la bénignité de la maladie ; 3° la rareté des troubles respiratoires, si fréquents d'ordinaire dans le jeune âge.

Le même auteur signale la fréquence des avortements et la prédisposition particulière à l'infection puerpérale.

1894

D'après *Joseph Zielinsky* (2), l'action de l'influenza sur les organes génitaux de la femme est incontestable. La fréquence de l'avortement et de l'accouchement prématuré varie avec la gravité de l'épidémie.

Ballantyne (3) se base sur les faits observés, pour affirmer la tendance de l'influenza à produire des métrorrhagies, ménorrhagies, hématocèles.

Le D' *Goldschmidt* (4), de Madère, pense que la vaccination protège suffisamment les enfants en bas âge.

Alexandre Petit (5) traite de l'influenza par le streptocoque au cours et au déclin de la grippe, et conclut que celle-ci sert de porte d'entrée aux microbes de la suppuration, et spécialement au streptococoque pyogène qui, par

(1) CHARPENTIER. De la grippe et de ses complications. Thèse de Paris, 1890, p. 33.

(2) ZIELINSKY. De la métrite considérée comme cause d'avort. Thèse de Paris, 1894, p. 63.

(3) BALLANTYNE J. W. Edinburg, med. Journ. Janvier 1894, p. 615.

(4) GOLDSMITH. Courrier médical, 6 février 1892.

(5) ALEX. PETIT. De l'infection par le streptocoque au cours et au déclin de la grippe. Thèse de Paris, 1894, p. 16, 22, etc.

sa symbiose avec le micro-organisme de l'influenza, acquiert
une virulence variable suivant la nature du terrain et l'état
de réceptivité individuelle.

Vinay (1), dans son traité des maladies de la grossesse,
dit que l'influenza semble présenter chez les femmes en état
puerpéral une allure particulière et une gravité spéciale,
qui résultent de l'action directe du poison grippal sur l'utérus, et son fonctionnement menstruel. Il signale les hémorrhagies plus ou moins abondantes, les rechutes d'endométrite et de salpingite. Pendant les épidémies de 1889 et
1892, l'auteur a rencontré 22 fois la grippe chez les
femmes enceintes, 16 fois il y eut accouchement prématuré,
et dans un cas, il a été obligé de provoquer l'accouchement au huitième mois, en raison d'accidents pulmonaires.

Ruffié (2), dont le travail m'a été indiqué par M. le prof.
Queirel, de Marseille, donne une statistique qui n'est pas
sans intérêt ; c'est aussi que pour son propre compte il a
pu voir que la grossesse était interrompue par l'avortement 18 fois, par l'accouchement prématuré 12 fois, et que
13 fois seulement la grossesse a suivi son cours, sur un
total de 43 accouchements.

Quant aux enfants, les fœtus nés vivants avant terme
étaient au nombre de 8 ; mort-nés avant terme 3 et mort-né
à terme 1 ; et l'auteur conclut que la grippe influence la
grossesse au même titre et presque dans les mêmes proportions que le choléra, la variole, la dothiénentérie et
l'impaludisme.

(1) VINAY. Traité des maladies de la grossesse et des suites de
couches. Paris, 1894.

(2) RUFFIÉ (Antoine). Influenza et grossesse. Thèse de Lyon, 1894,
p. 28, etc.

Quant à l'avortement, il se produit dans la proportion de 41,86 p. 100 et l'accouchement prématuré dans 27,0 p. 100 des cas.

L'action du poison grippal est plus funeste à l'enfant qu'à la mère. La grippe favorise l'éclosion des accidents des suites de couches.

1893

Biet (1) a signalé parmi les complications de la grippe une névralgie intercostale qui était accompagnée de l'augmentation de volume du sein correspondant, sans inflammation et sans changement de coloration. Ce phénomène curieux survint en dehors de la grossesse.

Boulin (2) dit avec M. le D' Lejars que le bacille de Pfeiffer n'est pas facilement pyogène et les suppurations post-grippales sont dues ordinairement soit au pneumocoque soit plus souvent au streptocoque. « Une plaie aseptique, ajoute-t-il, aseptiquement faite chez un sujet non infecté ne peut donc suppurer du fait seul de la grippe. »

M. le prof. *Queirel* (3) de Marseille, a fait en 1895 une remarquable communication à la Société obstétricale de France. Les chiffres et les observations qu'il apporte présentent un réel intérêt. C'est ainsi que sur 31 cas, 14 femmes ont accouché avant terme, 2 à 7 mois, 6 à 8 mois, 3 à 8 mois 1/2.

Sur ces 11 cas, six fois on a noté la rupture prématurée

(1) Biet. Affections nerveuses consécutives à la grippe. Thèse de Paris, 1855, p. 14.

(2) Boulin. La grippe chez les opérés. Thèse Paris, 1893, p. 57.

(3) Queirel. Grippe et puerpéralité. *Annales de la Société obstétricale de France*, 1re série, 3e vol., 1er fasc., 1895, p. 53.

des membranes dans un effort de toux; une fois deux jours, une autre fois cinq jours avant le début du travail.

10 fois l'avortement a été spontané. La température a monté 5 fois au-dessous de 39°, 2 à 39°, 1 au-dessus de 39°, 2 à 40°, 1 à 41°.

M. *Guillemet*, qui nous a honoré d'une lettre en réponse aux questions que nous lui avons adressées, dit avoir assez fréquemment vu dans ces dernières années la grippe compliquer la grossesse ou les suites de couches. Dans *aucun* cas, quoi qu'en disent les auteurs, « je n'ai vu cette complication faire dévier d'une façon sérieuse la grossesse ou l'état puerpéral ».

Le prof. *Löhlein*, de Giessen, qui avec une très grande amabilité a bien voulu nous communiquer les faits qui touchent à notre question, dit avoir observé une véritable épidémie d'influenza en hiver 1889-90. Plus tard, il lui a été donné de voir quelques cas d'avortements, de métrorrhagies, etc., qui étaient sous la dépendance de la grippe ou devaient du moins lui être rapportés. Dans la lettre qu'il a bien voulu nous écrire il signale un cas de grippe mortelle où la femme, au cours des suites de couches, fut enlevée par une pneumonie, alors que d'une façon générale chez les femmes enceintes l'allure et le caractère de la grippe ont été favorables».

M. *Dayot fils*, professeur suppléant à Rennes, quoique n'ayant pas eu l'occasion d'observer la grippe comme complication de la grossesse ou des suites de couches, nous écrit « qu'évidemment elle (la grippe) doit produire des accidents en sa qualité de maladie infectieuse, comme en produisent toutes les maladies qui ont ce caractère ».

M. le D' *Gottschalk*, de Berlin, qui a publié des travaux si remarquables sur l'influenza, nous a témoigné sa grande bienveillance en nous envoyant une lettre accompagnée de réflexions sur la pathogénie des métrorrhagies qui surviennent au cours de l'influenza et voici comment il s'exprime : « J'ai eu l'occasion d'étudier, au point de vue histologique et bactériologique, 3 cas de métrorrhagies survenues à l'apogée de l'influenza et j'ai trouvé les bacilles de l'influenza seulement dans les tissus et les sécrétions. »

Il s'agit évidemment dans ces cas d'une endométrite, non pas dans le sens anatomique, mais dans le sens clinique. La muqueuse n'est pas modifiée. Elle montre seulement par places des hémorragies diffuses. Ces hémorrhagies sont dues à la plus grande fragilité de la paroi vasculaire, qui est la conséquence ou l'effet des toxines sécrétées par les bacilles de l'influenza, et il ajoute qu' « il n'existe, par conséquent pas, de véritable endométrite spéciale à l'influenza. Mais la muqueuse ainsi modifiée doit présenter un excellent terrain pour les infections secondaires (les streptocoque et staphylocoque) et c'est ainsi qu'on peut expliquer les exsudats paramétritiques que j'ai eu l'occasion d'observer au cours de métrorrhagies compliquant l'influenza ».

M. le prof. *Runge* a eu la bonne grâce de nous envoyer une intéressante observation concernant le nouveau-né.

M. le Dr *Remy*, professeur agrégé à Nancy, a bien voulu nous envoyer deux observations, qu'on retrouvera dans les chapitres de la grossesse et des suites de couches.

L'influenza et le sexe.

Ozanam (1) cite :

Zacutus Lusitanus désigne sous le nom de Morbus vervicinus, mal del castrone l'épidémie qui parut pour la première fois en 1580 en Portugal et était apportée du Levant.

En 1590 et 91 en Italie eut lieu une épidémie dont les hommes étaient plus atteints que les femmes et la mortalité des femmes était moindre que celle des hommes.

Bishoup (2) assure que les 4/5 des malades qu'il eut à soigner furent les femmes.

Le sexe a, paraît-il, quelque importance. D'après *Leroy* (3) *les femmes seraient prises en plus grand nombre que les hommes.*

Turquan (4) dit que l'accroissement de mortalité a pesé sur tous les âges et sur les deux sexes, *mais il a pesé spécialement sur les hommes de 20 à 60 ans.*

Gintrac (1) croit qu'il n'y a pas de différence entre les hommes et les femmes quant à la prédisposition à la grippe et il invoque à ce propos le témoignage des médecins de Londres, qui ont constaté que les hommes étaient affectés en plus grand nombre que les femmes, mais il ajoute que l'inverse a eu lieu dans les autres contrées.

Nebout (2), dans son étude sur la grippe, reste indécis quant à la question de savoir si le sexe a une influence prédisposante.

(1) Ozanam loc. cit. (Voir l'historique.)
(2) Bishoup, voir gluge. loc. cit.
(3) Leroy. Thèse de Paris, 1870.
(4) Turquan Revue scientifique, janvier 1882.
(5) Gintrac, loc. cit. Thèse de Paris, etc.
(6) Nebout. Thèse de Paris, 1870, p. 22.

Pour *Eulenburg* (1), les femmes sont plus souvent atteintes que les hommes.

Cannac (2) dit : « Nous ne savons rien relativement de l'influence de l'âge et du sexe.

M. le prof. *Fleischer* (3), d'Erlangen croit que les femmes sont autant prédisposées à l'influenza que les hommes.

Mme *Miropolsky* (4) dit que parmi les cas de grippe à forme abdominale qu'elle a pu trouver dans la littérature de cette question un seul se rapportait à l'homme, le reste des cas morbides, tombait sur les femmes.

Aussi M. le prof. *Bouchard* (5) dans son rapport à l'Académie de médecine, dit : « Le sexe masculin a été plus atteint que le sexe féminin. »

MM. les prof. *Fürbringer* (6), *Fraenkel* (7) et le Dr *Lazarus* (8) croient que les femmes sont frappées en aussi grand nombre que les hommes.

Vidal (9) en étudiant la grippe 1889-90 émet l'opinion que les hommes ont été plus fréquemment atteints que les femmes.

Bertillon (1) dit que la grippe de 1889-90 a été à Paris deux fois moins dangereuse pour les femmes que pour les hommes et il spécifie que chez les femmes le danger de

(1) EULENBURG-REAL. Encyclopédie, 1881. Band. VI, p. 131.
(2) CANNAC, loc. cit.
(3) FLEISCHER, l. c.
(4) Mme MIROPOLSKY. Voir l'historique.
(5) Prof. BOUCHARD. Rapport, etc., loc. cit.
(6) Prof. FÜRBRINGER. Internat, Klin, Rundsch, 1890, p. 2018.
(7) FRAENKEL, *ibid.*
(8) LAZARUS, *ibid.*
(9) VIDAL, loc. cit.
(10) BERTILLON. La grippe à Paris en 1889-90, etc.

mourir par la grippe reste stationnaire de 20 à 50 ans. Avant 20 ans, il serait presque nul. Après 50 ans seulement il augmente assez rapidement.

L'énumération de ces diverses opinions et façons de voir nous montre suffisamment qu'il serait téméraire de vouloir conclure d'une manière catégorique. Les auteurs les plus autorisés émettent les opinions les plus contradictoires ; peut-être cependant, malgré le poids et l'importance que l'on doit attacher au travail de M. Bertillon, il est possible d'admettre que *les phénomènes qui accompagnent le développement des organes génitaux chez la femme pendant la période de puberté, la mettent dans un état de faiblesse et de résistance moindre, qui facilitent ainsi l'invasion des microbes infectieux en général et de la grippe en particulier à l'âge de la puberté.*

Des hémorrhagies utérines en rapport avec l'influenza.

En 1730 *Beccaria* (1) a vu l'écoulement menstruel jouer le rôle d'un véritable phénomène critique au cours de l'influenza. En 1758 *Simpson* (2) a observé des métrorrhagies à la suite d'une atteinte d'influenza.

Law, 1770 (3), sait que les hémorrhagies ne sont pas rares au cours d'une grippe.

La ménopause, ou l'âge voisin de cette période, serait particulièrement dangereuse aux femmes atteintes de grippe; c'est au moins l'opinion de *Delacroix* (4).

Pour *Gilibert* les femmes qui avaient leurs règles, présentaient d'une façon générale des symptômes moins graves.

Et si *Fuster* (5) et *Ozanam* (6) croient à la malignité spéciale de la maladie chez les femmes aménorrhoïques, Gluge pense tout le contraire.

Ferrier (7), 1858, explique les hémorrhagies par l'hyperhémie, suite d'inflammation de toutes les membranes muqueuses et de l'utérine en particulier.

(1) Voir l'historique, Ozanam, etc.
(2) Ibid.
(3) Ibid.
(4) Ibid.
(5) Fuster. loc. cit.
(6) Ozanam, loc. cit.
(7) Ferrier. Thèse de Paris, 1858.

Pour *Leroy* (1) 1870, les métrorrhagies peuvent compliquer la grippe.

Brochin (2), *Gintrac* (3) et *Dartigolles* (4) n'ignorent pas non plus ces faits et *Lereboullet* (5) avait remarqué que l'époque à laquelle les femmes étaient atteintes d'influenza coïncidait très souvent avec la période menstruelle, qui revêtait alors le caractère d'une perte. D'autres fois il ne s'agissait plus de ménorrhagies, mais de véritables métrorrhagies qui survenaient à tout autre moment que celui des règles.

Van der Velden (6) 1874-75 parle de la métrorrhagie comme d'une complication possible de l'influenza.

Nebout (7) exprime une opinion analogue à celle de Lereboullet et Zuelzer ; il dit que les règles peuvent s'établir chez les femmes aménorrhoïques.

Pour *Chatellier* (8) la grippe hâte l'apparition de règles. Chose curieuse, *Chauveau* (9), 1884, reste incrédule quant à l'influence de la grippe sur les métrorrhagies et malgré la grande fréquence des cas signalés en 1837, il hésite à les attribuer à la grippe.

Biermer (10), *Cezilly* (11) et le prof. *Leyden* (12) ont vu

(1) Leroy. Thèse de Paris, 1870.
(2) Voir l'Histor.
(3) Ibid.
(4) Dartigolles. Ibid.
(5) Lereboullet. Ibid.
(6) Van der Velden. Inaugur. Diss.
(7) Nebout. Thèse de Paris.
(8) Chatellier, loc. cit.
(9) Chauveau. Thèse de Paris, 1884.
(10) Biermer, loc. cit.
(11) Cezilly. Thèse de Paris.
(12) Prof. Leyden. Internat, Klin Rundsch, 1890, p. 113

que l'influenza provoquait des métrorrhagies même chez les femmes atteintes d'aménorrhée.

Pour *Trossat* (1) 1890 la grippe modifie les règles quant à l'époque de leur apparition et à leur abondance et *Hennig* a vu les règles avancer de dix jours sous l'influence de la grippe.

Robert Barnes (2) et *Reginal Evershed* (3) signalent la coïncidence de la grippe avec la menstruation. Nous avons déjà signalé les cas remarquables de *Aly* et de *Wehmer* (4) qui montrent d'une façon frappante l'influence de la grippe sur l'élément hémorrhagique. Le cas de la femme de 44 ans ayant subi une double ovariotomie est à ce point de vue un exemple manifeste.

Gottschalk (5) dit que les hémorrhagies surviennent dès le premier ou le deuxième jour de l'atteinte par l'influenza. Elles sont accompagnées de douleurs de reins et dans deux cas il a pu observer des symptômes de dysurie. Une fois il trouva même une inflammation de l'urèthre et de la vulve. Dans tous les cas soumis à son examen l'utérus était notablement augmenté de volume et il a pu voir que la muqueuse était molle, absolument comme s'il s'agissait d'un utérus de femme enceinte. La longueur de l'utérus était augmentée de 1 à 1/2 centimètre.

Ainsi que nous l'avons vu dans le chapitre de l'Historique

(1) Trossart, loc. cit.

(2) Barnes. British med. Journal, 1890, loc. cit.

(3) Evershed Reginald. British medic. Journal, 1890, March, 1.

(4) Aly et Wehmer. Voir Gustav Meier Inaug. Dissert., 1890, Strasbourg. p. 36.

(5) Gottschal. Centralbl. f. Gyn., 1890, n° 3, p. 49 et 1892, n° 3, p. 41.

pour *Gottschalk* il s'agit là bien d'une inflammation de la muqueuse utérine. (V. Historique).

Anton (1) (Würzb. Klinik) a vu sept fois les règles coïncider avec l'attaque de l'influenza, une seule fois celle-ci avait fait avancer les règles de huit jours.

Gustave Meier (2) (1890) dit qu'à la policlinique de Strasbourg il a aussi eu l'occasion d'observer sous l'influence de la grippe une exagération dans l'écoulement menstruel et quelquefois des métrorrhagies.

Le D' *Mijnlieff* (3) a publié une série d'observations (5) où l'on voit d'une façon très nette l'exagération de l'écoulement menstruel sous l'influence de la grippe; dans un cas (obs. IX) la première ménorrhagie coïncide avec l'attaque d'influenza.

Rudolf Muller (4) fait la remarque que les métrorrhagies survenaient surtout avec le début de l'influenza, qu'elles sont rebelles aux traitements cliniques préconisés dans ce genre d'accidents. Il ajoute que loin de cesser avec la terminaison des phénomènes morbides de la grippe, les pertes de sang continuaient quelquefois plus longtemps et qu'elles étaient assez violentes alors que l'influenza était assez bénigne.

Chez quelques-unes des malades on trouvait une tuméfaction de l'utérus, qui paraissait ramolli, relâché et sensible au toucher, en même temps qu'augmenté dans sa longueur.

(1) Anton, loc. cit.
(2) Gustave Meier loc. cit.
(3) Mijnlieff. Nouv. Arch. d'obst. et de gyn. 1890, p. 456.
(4) Muller. Centralbl. f. gyn. 1890, n° 7.

Le prof. *Trastour* (1) a vu l'apparition d'une hémorrhagie utérine coïncider avec la cessation de la grippe.

Labadie-Lagrave (2) pense que la grippe peut avancer de quelques jour l'époque des règles, produire des méno et des métrorrhagies.

Dans le travail de *Virey* (3) on trouve une observation (obs. XXX) où la convalescence s'établit le surlendemain de l'apparition des règles.

Le D* *Trastour* (4) cite un cas où deux jours après une hémorrhagie interne la malade est complètement rétablie de la grippe.

Le D* *Ruffié* (5) a vu chez une petite fillette de 9 ans atteinte de grippe abdominale les règles s'établir avec régularité à partir de ce moment.

Le D* *Villard* (voir thèse Ruffié) a vu chez une femme âgée et ayant dépassé depuis plusieurs années l'âge de la ménopause, des pertes sanguines survenues au cours d'une grippe.

Tous ces faits suffisent, pensons-nous, à faire pénétrer dans l'idée du lecteur qu'il y a vraiment quelque chose de plus qu'un simple hasard dans ces métrorrhagies ou ces règles plus ou moins abondantes qui font irruption en pleine grippe au début ou à la fin de cette maladie.

Dans la période de la grippe la perte de sang joue, ainsi que plusieurs auteurs l'ont bien spécifié, le rôle d'un véritable phénomène critique. La corrélation entre l'écoulement sanguin et la grippe étant établie et définitivement admise on

(1) Prof. Trastour, V. Thèse Redureau. Contribution, etc., 1895, p. 21.

(2) Labadie-Lagrave, loc. cit.

(3) Virey, Thèse de Paris, 1893. loc.cit.

(4) Trastour. Thèse de Paris, 1803.

(5) Ruffié. Thèse de Lyon, 1891.

peut demander le pourquoi de cette coïncidence. Ici le champ est ouvert à toutes sortes d'hypothèses ou de théories.

Les uns admettent une *lésion de l'endomètre* produite par la maladie infectieuse et une *altération des vaisseaux* ; d'autres au contraire présument qu'il s'agit d'un poison, d'une certaine *toxine secrétée* par les microbes pathogènes qui agirait d'une façon réflexe sur les vaso-moteurs. Il se peut en effet que les deux opinions soient vraies, car bien des maladies infectieuses déterminent des inflammations du côté de la muqueuse utérine. Pourquoi la grippe, qui est une maladie infectieuse, par excellence, ne produirait-elle pas des lésions du côté de l'endomètre, alors qu'elle provoque du côté d'autres appareils et muqueuses des troubles parfois si intenses ? Nulle raison à opposer à cette première manière de voir.

D'autre part *l'influence des toxines sur les vaso-moteurs est probable*, la paralysie de ces derniers précédant aussi l'inflammation.

Comme on peut voir, les deux hypothèses sont liées l'une à l'autre et les idées actuelles sur l'inflammation ne sont nullement en opposition avec l'hypothèse des troubles vaso-moteurs.

D'une façon définitive rien à conclure, car malgré les recherches bactériologiques si nombreuses et faites par des hommes éminents, à l'heure qu'il est, le microbe de la grippe et son rôle est encore à déterminer.

OBSERVATION. (1)

Reginald Eversched in *The British medic. Journal*, 18,0 march 15 p. 477.

M. H..., domestique, âgée de 21 ans, est *prise subitement*

— 60 —

le 2° jour des règles de vomissements et de prostration. La température est à 103°F. Puis on voit s'établir les symptômes communs de l'épidémie; le lendemain la température était à 104° et l'après midi 102°,8, après quoi, le jour suivant, la température tomba et redevint normale; le temps qui coïncidait avec le début de l'affection était humide et nuageux.

OBSERVATION 2.

(Reginald Eversched ibid.)

M. A...., domestique âgée de 24 ans. L'attaque d'influenza coïncide aussi avec *le 2° jour des règles*; la température est de 102°F. le soir, 100° le lendemain matin. Le temps était humide et brumeux.

OBSERVATION 3.

(In Th. de Virey. Paris, 1803).

Forme comateuse, coma avec congestion pulmonaire.

La nommée A...., 17 ans domestique; antécédents héréditaires nuls, constitution médiocre. Tempérament lymphatico-nerveux et anémie.

7 février 1803, elle accuse une névralgie dentaire, quand le lendemain matin elle est trouvée sans connaissance dans son lit.

8 février. Influenza avec coma. T. 39°,6.

Le 9 février, reprise et conservation de l'intelligence. Râles. T. 37°,5, 37°,8.

10 février. Légère épistaxis. T. 37°,3 37°,4, albumine 0 gr. 40 par litre.

11 février, État général amélioré; murmure vésiculaire faible, T. 37°,7,-37°,2.

12 février. *Dans la nuit apparition des règles.* Retour de l'appétit. Apyrexie complète. La convalescence se produit mais les forces laissent beaucoup à désirer.

OBSERVATION 4.

(In Th. de Trastour, Paris, 1803.)

Mme X...., cultivatrice, 45 ans, est prise de grippe le 4 mars

— 61 —

1890. Trois jours après délire violent avec des idées de pertes, de damnation. Le 17 mars *hémorrhagie utérine*, puis la fièvre se montre pendant deux trois jours. L'agitation persiste pendant huit jours ; le délire cesse, la malade revient à la raison et le 19 mars, c'est-à-dire quinze jours après le début de la maladie et *deux jours après l'hémorrhagie* la malade est complètement rétablie. Elle se souvient de ce qui s'est passé.

OBSERVATION 5.
(In Th. Nebout, Paris, 1876, p. 68.)

Hôpital de la Pitié, service du D' Gaillard.

Octavie S.., 17 ans, blanchisseuse, depuis sept mois perd très abondamment à chaque époque menstruelle ; de là une fatigue et une faiblesse dans les jambes à la moindre marche.

16 février. Le matin elle se réveille avec un violent mal de tête et dans la journée accablée, courbaturée, elle est forcée de s'aliter. Grippe le 23, l'amélioration commence le 25. Matin, pouls 60°. T. 37°,2, l'amélioration continue. Dans l'après-midi la malade est prise de métrorrhagie abondante, qui dure pendant trois heures. Soir, pouls 52°. T, 36°,5.

Le 26 la métrorrhagie est complètement arrêtée, la malade se sent très faible.

OBSERVATION 6.
(In Th. Nebout, Paris, 1876, p. 65.)

Hôtel-Dieu, service du D' Mossenet.

Femme, 36 ans, infirmière à l'Hôtel-Dieu. Vers le milieu de l'époque où elle attendait ses règles fut prise d'hémoptysies abondantes, qui se répétèrent deux à trois fois dans une journée. Puis les règles arrivèrent et furent normales.

Trois jours après la fin de la menstruation apparurent de nouveaux phénomènes, c'est-à-dire ceux de la grippe.

OBSERVATION N° 7
(In thèse de Leledy, Paris, 1891, p. 122.)

Le 8 janvier entrait à la clinique psychiatrique de Prague

une jeune fille de 20 ans, dont la mère est épileptique. La malade est normalement développée, sujette aux maux de tête.

Irrégularité des mentrues, cinq semaines avant son influenza elle eut une violente émotion morale.

Le 4 janvier. *Etant indisposée* elle est prise de frisson en rentrant d'une promenade, Chaleur, maux de tête et de dos, *suspension des époques* qu'elle n'avait pas revues depuis plusieurs mois. Pendant la nuit délire gai. Le lendemain l'influenza s'était déclarée Mais l'agitation et le délire augmentent et on la fait entrer à la clinique. On constate ses idées tumultueuses, elle rit et pleure sans transition. Température est normale, pouls 00. Elle guérit le 18 janvier.

Observation N° 8
(In thèse de Dupin, Bordeaux, 1800, p. 80.)

Dans une famille de 7 personnes une seule a conservé une bronchite sèche douleureuse pendant vingt-cinq jours, la venue des menstrues retardées a mis fin à la maladie.

Observation N° 0
(In thèse de Chauveau. Paris, 1880, p. 27.)

L. Z..., 23 ans, domestique, entre à l'Hôtel-Dieu, le 20 avril 1884. Il y a un an elle a eu le rhumatisme aigu, qui a duré cinq mois. Dernières règles, le 25 avril. *Celles-ci se sont supprimées brusquement le lendemain* au lieu de durer trois jours comme d'ordinaire. Mais le premier jour des règles elle a approuvé un malaise, courbature générale, céphalalgie, inappétence, dyspnée, frissons, et rhume de cerveau. Le lendemain mal de gorge, fièvre intense, toux (*grippe.*)

Le 2 mai elle était guérie de grippe, mais l'arythmie du cœur persiste.

Observation N° 10
(In thèse de Dartigolles. Paris, 1873, p. 26.)

X... âgée de 22 ans, domestique, accouchée il y un an d'un

premier enfant à terme, six semaines au lit. Depuis, sa santé est excellente, menstruation régulière. Le 10 octobre en pleine santé les règles ont apparu avançant de quinze jours sans cause appréciable ; leur durée comme d'habitude est de quatre jour.

Le 18 octobre, au milieu de la santé X... ressent un léger mal de tête, diarrhée, etc., l'obligeant à se coucher.

Le 11, elle a eu 3 selles liquides et le rhume de cerveau, mouche du sang. Grippe à forme abdominale.

Le 20, les règles ont cessé complètement,

Le 31, la malade quitte l'hôpital parfaitement guérie

Influenza et les organes génito-urinaires.

Fuster (1), en parlant de l'épidémie du grippe de l'année 1803, parle des fluxleucorrhéiques, d'engorgements utérins, des ulcérations déjà anciennes comme recevant une impulsion fréquemment funeste :

Double (2) signale aussi les affections leucorrhéiques et gonorrhéiques très fréquentes, des engouements de l'utérus qui dans quelques cas se seraient montrés comme conséquence immédiate de l'influenza (crise de la maladie).

Bradley (3) cite le cas d'une femme qui, sous l'influence de la grippe, aurait eu des douleurs ovariennes à tel point exagérées « qu'elle en devint nymphomane ».

Trousseau et Blondeau (4) ont vu des cas analogues à ceux de Fuster où la leucorrhée était devenue bien plus abondante sous l'influence de la grippe.

Ferrier (5). Chez les femmes, dit-il, la fluxion catarrhale peut s'étendre sur la muqueuse utéro-vaginale, donner naissance à des écoulements leucorrhéiques ou augmenter ceux qui existaient déjà. Un fait à observer c'est qu'avec ces écoulements ont coïncidé des douleurs vives dans la région des reins et dans la région hypogastrique, où la moindre pression exaspérait la sensibilité. Les journaux de médecine ont rapporté plusieurs faits de ce genre recueillis dans la dernière épidémie de 1857-8.

(1) FUSTER, *loc. cit. Voir l'Historique.*
(2) DOUBLE chez Ozanam, *loc. cit.*
(3) BRADLEY, chez Gluge, *loc. cit.*
(4) TROUSSEAU et BLONDEAU, *Gazette des Hopitaux*, février 1858.
(5) FERRIER, *loc. cit.*

Guyot (1) et *Laveran* (2) ont rapporté des cas de péritonite suppuré.

Trossart (3) (parmi les observ. de M. le prof. Queiréel, il y en a aussi une de cystite, n° 12) cite deux cas de cystite violente dont l'une blenorrhagique qui avait subi un coup de fouet sous l'impulsion de la grippe. De même un cas de *Cezilly* (4) où une néphrite gravidique devint plus grave par suite d'une atteinte de grippe (observ. XIV).

Herff (5) a observé de nombreux cas de cystite, des para et périmétrites chroniques qui devinrent plus graves sous l'influence de la grippe.

Gluge (6) a vu chez une femme les douleurs ovariques s'exagérer pendant l'influenza.

Rudolf *Muller* (7), que nous ayons cité dans le chapitre précédent, a signalé avec la tuméfaction de l'utérus une augmentation notable de l'ovaire; par contre dans quatre autres cas où il existait déjà de l'oophorite, malgré l'exagération des douleurs à ce niveau, on n'a jamais vu l'ovaire prendre des dimensions plus considérables.

Gottschalk (8) n'a pas constaté non plus de changement dans le volume de l'ovaire, mais il a vu deux cas d'inflammation du tissu cellulaire pelvien qui se sont produits au cours de l'épidémie de grippe 1802 : là il s'agissait d'une notable paramétrite exsudative avec de l'endométrite.

(1) Guyot, *loc. cit.*
(2) Laveran, *loc. cit.*
(3) Trossat. *Lyon médic.* 1890, mars 30.
(4) Cezilly. *loc. cit.*, p. 93.
(5) Herff, *loc. cit.*
(6) Rud. Muller, loc. cit., p. 297, etc.
(7) Gluge, *loc. cit.*
(8) Gottschalk, loc. cit., 1890, n° 3, p. 41.

S.

Leclerc (1) a publié dans sa thèse une série d'observations où des tumeurs (des myomes, des kystes de l'ovaire,
des carcinomes de l'ovaire etc.), qui existaient déjà avant
l'attaque d'influenza et qui avaient déterminé des malaises
assez nettement caractérisés pour qu'on ait pu soupçonner
leur présence. A côté de cette série de cas Leclerc dit avoir
vu en observation plusieurs autres où l'on peut admettre
que c'est l'influenza qui a été le point de départ de leur
origine et à l'appui de cette idée l'auteur cite *Virchow* (2),
qui pense qui certaines maladies graves et en particulier
celles qui amènent des troubles dans la nutrition générale
agissent comme des facteurs prédisposants. Ailleurs *Engelmann* (3), qui connaît deux cas où l'origine des myomes se
rattache d'une façon directe à un typhus grave, d'autres à
la scarlatine, puis *Winckel* (4) qui a publié 11 cas de myomes
dont l'origine étiologique peut être rattachée à des maladies
infectieuses telles que rougeole, scarlatine.

Dans l'observation II, on ne se doutait nullement de l'existence d'une tumeur au mois de janvier et au mois de juin
celle-ci avait déjà les dimensions d'une tête d'enfant.

Dans le cas V, la jeune femme ne présentait avant aucun
trouble du côté des organes génitaux, la malade est alors
atteinte d'influenza et deux mois après son ventre enfle
d'une façon considérable et on retire par la ponction trois
litres de liquide colloïde.

Leclerc cherche à donner la raison de ces hyper-
trophies en invoquant la circulation plus active, la fluxion

(1) Leclerc. Inaug. Diss. Strasbourg. 1891. Voir l'Historique.
(2) Virchow. Die Krankhaften Geschwülste, 1863.
(3) Engelmann. Beiträge zur Aetiologie der Fibroïde.
(4) Winckel, Pathol. des Weiblich. Zexualorzane Leipzig 1881.

du côté des organes génitaux, qui peut même aller jusqu'à l'inflammation (Eulenbourg (1), Slaviansky (2), Schroder) (3).

Par analogie on pourrait citer l'observation de *Verneuil* (4), où une jeune femme constata après une attaque d'influenza dans le sein droit l'existence d'une tumeur du volume d'une petite noix. M. Verneuil conclut qu'une maladie infectieuse peut provoquer en un point taré une hypergenèse cellulaire très rapide.

Chez *Chauveau* (5) aussi on trouve un cas de pelvipéritonite qui a éclaté sous l'influence de la grippe.

Redureau (6), cite le cas du Dr Fleury où une jeune fille huit jours après le début de l'influenza est prise de douleurs violentes dans le bas-ventre avec difficulté d'uriner et d'aller à la garde-robe. On constata chez elle un empiètement considérable dans la fosse iliaque gauche; et enfin deux autres cas de phlegmon intra-abdominal (p. 40 et 41).

Dans un cas de grippe, prof. *Demons* (7) a observé la suppuration d'un kyste de l'ovaire.

Pour *Balantyne* (8) la grippe pourrait causer même des hématocèles et si l'on prend les cas de *Biet* (9) et celui de *Ruffié* (10) où la grippe a pu produire une augmentation de

(1) Eulenbourg. L. c. Bd VI p. 251 et Bd V p. 071 Bd VI.
(2) Slaviansky. Entzündung der Eierstocke Arch. f. gyn. III p. 183.
(3) Schröder. Handbuch der Krankheiten etc. Leipzig 1889 p. 103.
(4) Verneuil. Bullet. de l'Acad. des 6 mai et 19 août 1800, p. 47.
(5) Chauveau. Th. Paris, 1881, loc. cit.
(6) Redureau. Th. Paris, 1802, loc. cit.
(7) Prof. Demons. Chez Verneuil, *loc. cit.*
(8) Balantyne. *Edinb. Med. Journ.*, p. 818.
(9) Biet. Thèse de Paris, 1895.
(10) Ruffié. Thèse de Lyon, 1801.

volume du sein, sans inflammation, sans changement de coloration de peau, *on peut concevoir toute l'échelle de modifications que la grippe peut déterminer au niveau des organes, en général, et des organes génitaux, en particulier.* Congestion passagère, congestion avec tuméfaction, hémorrhagies, et enfin, des phénomènes inflammatoires avec suppuration, peuvent affecter, parfois, des allures fort graves. D'après Leclerc, l'influenza favoriserait même la transformation des tumeurs bénignes en malignes.

OBSERVATION n° 11 (in thèse de Leclerc) (1).
(*Myome sous-séreux*).

E... (Marie), 45 ans. La malade était toujours bien portante. Premières règles à 15 ans. Menstrues toujours régulières. Pas de fausses couches, ni accouchements. Il y a deux ans, elle a eu une entérite, avec diarrhée intense, après quoi, elle garda des douleurs intenses du côté gauche du ventre et, pendant deux semaines, des syncopes, sans perte de sang. Les douleurs augmentaient d'intensité pendant les règles, qui sont devenues les deux dernières années tout a fait irrégulières. Dernières règles le 10 juin 1800.

A Noël, la malade a eu l'influenza, et à partir de ce moment les douleurs sont devenues plus intenses, en même temps, elle a remarqué l'augmentation de volume du ventre. Entrée à la clinique le 23 juin 1800. L'examen de la malade, qui est de petite taille, d'une constitution robuste, anémique, a démontré que la matrice est de volume normal, mobile. A gauche on sent une tumeur de la grosseur d'une pomme, de consistance inégale, qui est rattachée à la matrice par un pédicule (ovaire gauche).

(1) LECLERC. Ueber den Einfluss der Influenza auf das Wachsthum der Geschwülste der Weiblichen Geschlechtstheile Inaug. Diss. Strasbourg 1805, p. 8 et suiv.

Opération le 2 juillet. On trouve un myome de la grosseur d'un œuf, très immobile, à cause des adhésions avec le cul-de-sac de Douglas, et cette immobilité nécessite la castration. Le 18 juillet, la malade sort guérie.

OBSERVATION N° 12 (ibid).
(Myôme sous-séreux. Endométrite.)

Mme V... (Marie), 40 ans, toujours bien portante. Premières règles à 17 ans ; réglée toujours régulièrement. A accouché 7 fois, le premier accouchement à 20 ans, le dernier à 33 ans. Pas de fausses couches. Tous les accouchements à terme, spontanés. Il y a trois ans la malade a eu sans cause plausible des crampes dans le ventre et une légère métrorrhagie qui durait huit jours. Depuis lors la malade a tous les huit jours, trois semaines des pertes qui persistent pendant huit à dix jours et qui sans être très abondantes sont accompagnées de douleurs. Entre Noël et le premier janvier elle a eu une attaque grave d'influenza et depuis lors elle a remarqué une tumeur dans le ventre. Les hémorrhagies sont devenues très fortes et la malade est entrée à la clinique le 18 juin. La dernière métrorrhagie a été du 18 mai au 7 juin. Le malade est très amaigrie. L'abdomen est très tendu. Dans le bas ventre jusqu'à trois travers de doigt de l'ombilic une tumeur lisse, de grandeur d'une têted'adulte ; au toucher on trouve l'utérus, derrière la tumeur, en rétroversion. Le myôme naît de la paroi antérieure de l'utérus et n'a pas de pédicule. Curettage. Le 30 juin sort sur sa demande.

OBSERVATION N° 13. (Ibid.)
(Polykystoma ovarii sinistri.)

Mme M. J..., 63 ans, a été toujours d'une bonne santé ; premières règles à 18 ans ; toujours bien réglée, 2 accouchements : la première fois deux jumeaux. Accouchement à terme spontané. En 1870 elle a eu la fièvre typhoïde et l'hiver dernier pendant quinze jours une forte grippe avec une forte toux et des points de côté droit. Depuis le mois de janvier elle a aperçu une tumeur dans le ventre qui grossit en même temps. Entrée le 30 mai 1890. La malade est d'une bonne constitution. Un kyste dans le ventre jusqu'à l'ombilic, réuni par un pédicule à l'utérus, qui est au dessous et en anté-dextéro-version. Le 23 juin laparotomie. Le 14 juillet sortie en bonne santé.

OBSERVATION 14. (Ibid.)
(Polykystoma ovarii sinistri).

Victorine M. ., 42 ans, nullipare, a eu il y a deux ans la scarlatine. Premières règles à 13 ans, toujours très fortes avec des douleurs. A 10 ans sans cause connue les règles commencèrent à être irrégulières. La malade a remarqué en automne 1880 l'augmentation de volume du ventre et des douleurs intenses dans le côté gauche. A la fin de décembre elle a eu une forte grippe et depuis lors le ventre a commencé à augmenter de volume. Depuis l'automne elle perd beaucoup en blanc. Les menstrues sont régulières, mais cependant plus adondantes et plus douloureuses qu'avant.

Entrée le 15 juillet 1890.

Petite personne d'une constitution délicate. L'abdomen est très distendu, d'une façon uniforme (107 centimètres de circonférence). L'estomac et les intestins sont situés très haut, surtout dans l'hypochondre droit. On sent à travers l'abdomen un kyste à parois lisses et tendues. L'utérus est repoussé en bas et en arrière par la tumeur à large et court pédicule.

Opération le 19 juillet. Ablation facile de la tumeur. Sortie le 4 août 1890.

N° 15
OBSERVATION de M. le prof. Freund.
(In thèse de Leclerc, ibid., résumée.)

Mlle S... (M.), 20 ans, a eu au printemps 1890, une grippe très nette. Le médecin qui la soignait remarqua une contracture des muscles du dos, qui tout à coup se fixa sur le grand

droit et le grand oblique de l'abdomen. Le lendemain, vomissements, température élevée, coliques. Ces symptômes simu-
laient la péritonite aiguë; à leur réapparition deux mois
après, on trouva le ventre enflé et rempli d'un exsudat liquide. Le 0 juin, le médecin qui la soignait fit à la maison
une ponction et retira 750 centimètres cubes d'un liquide
colloïde, qui ressemblait au contenu d'un kyste de l'ovaire.
Le 17 juin, on retira de nouveau 2.150 centimètres cubes du
même liquide. Le ventre devenu plus mou permet de constater à droite, en bas, une résistance plus dure. On n'a pas
examiné la malade par le rectum, ni par le vagin, mais on la
transporta à Strasbourg et M. le prof. Freund l'opéra bientôt
après. C'était un polykystome de l'ovaire avec beaucoup d'a-
dhérences avec les intestins et les parois abdominales, et qui
étaient œdématiées et infiltrées. En outre il y avait des adhérences très vasculaires avec le mésentère et la paroi abdominale.

OBSERVATION N° 10 (ibid)

G... (Marie), 35 ans; à 3 ans, croup; à 13 ans premières règles, qui étaient régulières jusqu'à 18 ans où elles manquè-
rent pendant huit mois à cause d'un refroidissement. Plus
tard, elles redeviennent régulières. Au mois d'avril de l'année
dernière la malade a eu pendant quatorze jours l'influenza.
Tout de suite après la maladie elle s'est aperçue que le ventre
a commencé à enfler, mais sans pourtant ressentir de douleur et sans être dérangée dans ses travaux. Mais depuis le
mois de février de cette année elle ne peut plus vaquer à son
travail, surtout il lui était impossible de se baisser. Aussi
a-t-elle eu en même temps de la dysurie. Les douleurs du
ventre commencèrent au mois de mars et n'étaient pas continues ni très fortes. La malade affirme positivement que sa
maladie a commencé après l'influenza et que le volume du
ventre a augmenté depuis lors. Entrée le 5 mai 1801; la pâ-

tiente est d'une forte constitution, le ventre très enflé, surtout au-dessous de l'ombilic.

Au milieu du ventre on sent à la palpation une fluctuation qui est limitée aux côtés. Le corps de l'utérus est petit, son bord droit est libre, mais le gauche est pris par des larges brides, qui vont jusqu'à la tumeur kystique. Opération le 20 mai 1801. On enlève un kyste développé aux dépens d'une corne rudimentaire. Guérison.

OBSERVATION N° 17 (ibid).
(Carcinome généralisé des ovaires.)

Mme F... (Magdalène), 52 ans, était toujours bien portante. Premières règles à 13 ans. Toujours bien réglée. Il y a cinq ans, ménopause; 4 accouchements normaux, le dernier il y a 18 ans.

En automne 1880, elle a eu la sensation de pesanteur et de pression dans le ventre, qui était devenu aussi plus gros. A Noël, influenza et augmentation rapide du volume du ventre. A Pâques, un refroidissement, fortes douleurs dans le ventre qui est devenu sensible à la pression et augmenta de volume d'une façon notable. Entrée le 10 juillet 1800.

Le ventre fortement et irrégulièrement distendu. Une tumeur dans le bassin, développée à droite, qui dépasse un peu l'ombilic. Au toucher on trouve l'utérus rapproché de la paroi abdominale antérieure. La tumeur est située derrière et à droite de l'utérus et se trouve profondément enclavé dans le cul-de-sac de Douglas et possède une masse de petites et grandes excroissances papillaires. A gauche, il y a aussi une tumeur semblable, mais plus petite et qui appartient à l'ovaire. Le 21 juillet, laparotomie.

Le péritoine est injecté et il sort beaucoup de liquide d'un jaune clair; il y a une masse de petites nodosités dans le péritoine et dans le mésentère.

Ablation de la tumeur de l'ovaire droit, grosse comme une tête d'adulte, solide, d'un rouge brun, bosselée et libre d'adhérences. On enlève ensuite une tumeur semblable de l'ovaire gauche qui est gros comme la tête d'enfant. Les jours suivants une diarrhée intense, d'une odeur fétide et qui affaiblit la malade. Le 7 août, l'exitus letalis.

À l'autopsie, on trouve un carcinome très étendu. Le péritoine entier est rempli d'une masse de petites et de grandes nodosités carcinomateuses. La muqueuse de l'intestin surtout celle du jéjunum est très hyperémiée.

OBSERVATION N° 18 (ibid)
(Carcinome répandu des organes du bas ventre.)

Mme N.., 44 ans. La malade a eu ses premières règles à 10 ans et toujours régulièrement, 14 accouchements normaux; le premier à 21 ans, le dernier à 40 ans. En hiver 1889-90 elle a eu l'influenza. Elle a eu alors de l'anorexie, était courbaturée et a eu des douleurs dans le ventre. Il y a sept à huit semaines que le ventre a commencé à enfler et en même temps, les urines sont devenues rares.

Entrée le 14 août 1890 dans un état d'amaigrissement très prononcé. Ascite très abondante et qui tend les parois de telle façon qu'on ne peut pas sentir la tumeur. Par le vagin on sent que l'utérus est incliné dans le bassin et qu'il est intimement lié à une tumeur située dans le cul-de-sac de Douglas. La malade est tellement épuisée qu'il faut renoncer à la laparotomie et on fait une ponction de l'ascite, qui donne 4.200 centimètres cubes d'un liquide rougeâtre ; après quoi on sent dans la profondeur du ventre à droite des masses solides, bosselées, immobiles, à côté la colonne vertébrale. En bas, du côté de l'utérus, il y a aussi des masses tubéreuses. C'était un carcinome inopérable. Sortie le 27 août 1890.

OBSERVATION N° 19 de M. le Privatdocent Dr H. Freund.
(Carcinome généralisé des deux ovaires).

Mme Z...., 62 ans, a eu deux jumeaux ; un avortement et un accouchement normal en 1890. Depuis lors bonne santé jusqu'à janvier 1800, quand elle a été atteinte d'influenza, à forme gastro-intestinale prédominante (coliques, diarrhées, ténesme; pesanteur au niveau de l'estomac, vomissements) et même quelques symptômes de péritonite. Depuis lors le ventre a augmenté rapidement de volume. Le 23 août 1800 elle s'adresse à M. le professeur Freund dans un état de cachexie. Pas d'albumine dans les urines. Emphysème des poumons, artériosclérose. Le ventre est distendu comme une outre et rempli de tumeurs tubéreuses; crépitation neigeuse et ascite. L'utérus ne peut pas être délimité, étant entouré de tumeurs qui remplissent le bassin.

Le 23 août, laparotomie. Les parois abdominales sont maigres; après l'écoulement de beaucoup de liquide ascitique verdâtre, on aperçoit un carcinome généralisé de deux ovaires qui monte jusqu'au foie et la rate. La vessie est complètement adhérente à la tumeur; des métastases dans l'intestin, le péritoine. On ferme l'abdomen. Trois mois après la malade succombe, le 14 décembre.

OBSERVATION N° 20, ibid.
(L'influence de la grippe sur la tuberculose des organes génitaux
et du péritoine).

Mme Caroline, 20 ans. Les parents sont vivants. Dans l'enfance, engorgement des ganglions lymphatiques et abcès. Pas de maladies, mais toujours faible. Premières règles à 17 ans, toujours régulières, mais depuis neuf mois irrégulières; elles ont d'ailleurs manqué complètement pendant trois mois, octobre, novembre, décembre. Au mois de septembre 1880 douleurs dans le ventre. Au mois de février influenza et tout de suite après, des douleurs dans le ventre avec gonflement, surtout depuis le mois d'avril. Depuis lors amaigrissement, diarrhée, insomnie et anorexie. Dernières règles au mois de février.

La malade a au cou un ganglion ramolli. La percussion et l'auscultation des poumons donnent des résultats négatifs.

Le ventre est tendu, ballonné et sensible. Au toucher on trouve l'utérus peu développé, à côté de lui et un peu en arrière 2 tumeurs avec étranglements multiples (salpingite tuberculeuse). Le 12 juillet, laparotomie. Le péritoine parsemé de nodosités miliaires. Les annexes sont transformés en un paquet entouré de fausses membranes. Le ventre est fermé. Sortie le 20 juillet 1800.

OBSERVATION N 21

(In thèse de Chauveau, Paris, 1884, n° 30.)

J... (Joséphine). 18 ans, domestique, entre à l'Hôtel-Dieu le 20 avril 1884; aucune maladie dans sa jeunesse. Réglée à 10 ans et toujours bien. Elle n'a eu ni enfants, ni fausses-couches.

Il y a deux ans pleurésie gauche, durée un mois. Dernière apparition des règles, il y a quinze jours. Elles sont survenues à l'époque habituelle et n'ont présenté aucun phénomène anormal, soit comme quantité, soit comme durée.

Il y a quinze jours invasion d'une grippe des mieux caractérisées, malaise fébrile, céphalalgie, courbature, coryza et toux.

Trois ou quatre jours avant l'apparition des dernières, règles la malade souffrait déjà du ventre ; la douleur a augmenté, depuis lors ;vomissements le 27 avril.

État actuel (le 20 avril). Toucher vaginal : chaleur intense du vagin, col petit inégalité dans le cul-de-sac ; douleur à ce niveau. Le col est mobile, un peu incliné à gauche ; le doigt ramène du pus. Les lèvres du méat urinaire sont tuméfiées, mais la pression ne fait pas sortir de pus. Rien au cœur, ni aux poumons. Les symptômes généraux de la grippe, courbature, céphalalgie, etc., persistent, mais la pelvi-péritonite peut avoir sa part dans la production de ce phénomène. Ce qu'il y a de certain, c'est que la rate est nettement augmentée de volume, la matité comprend au moins 8-10 cent.

Le faciès est grippé, légèrement abattu. Fièvre assez vive, langue blanche, anorexie, nausées continuelles. Le ventre est le siège d'une douleur continue. Léger météorisme. Les douleurs siègent dans toute la région hypogastrique et présentent des exacerbations, depuis avant-hier la diarrhée avait succédé à une purgation.

2 mai. Le poumon gauche en arrière présente 2 points soufflants, crachats muco-purulents, aérés.

3 mai. Le souffle s'est fixé aux 2 bases. Matité.

10 mai. Matité et étendue du souffle ont augmenté. Pneumonie. La rate est grosse. Les douleurs du ventre ont beaucoup diminué depuis deux jours. L'état est meilleur.

Sort guérie le 27 mai.

OBSERVATION N° 22

(In thèse de Redureau, Paris, 1801, p. 30.)

(Grippe, phlegmon intra abdominal.)

E.., jeune fille de 17 ans, est lymphatique, bien réglée. Dans les premiers jours de février, elle est atteinte d'influenza à forme légère et reste alitée quatre ou cinq jours.

Au bout d'une huitaine environ, sans avoir quitté la chambre, elle est prise de douleurs violentes dans le bas-ventre, avec difficulté d'uriner et aller à la selle. Fièvre violente. Le 0 empâtement considérable dans la fosse iliaque gauche. Péritonite généralisée.

Le 14 février et les jours suivants, la malade rend par les selles, une quantité considérable de pus, et huit jours après la malade se lève à peu près guérie.

N° 23

OBSERVATION XIII. (*Ibid.* p. 40.)

Grippe, phlegmon intra-abdominal.

Chez une petite fille de 10 ans, qui s'est terminée par suppuration et évacuation du pus par les selles.

OBSERVATION N° 24. (*Ibid*, p. 41.)

Grippe, phlegmon intra-abdominal.

Chez une jeune fille V..., de 14 ans, bien réglée. La grippe vers la fin du mois de juillet.

Le 10 août, une péritonite, et le 10, ouverture de l'abcès dans l'intestin.

Influenza et grossesse (1).

Valesco de Tarente, Forest, Pasquier, plus tard Ambroise Paré, Guillemeau, Bartholin, auteurs du xvii° siècle ;

Mauriceau, Peu, Dionis et Loew (1720), Levret, Baeker, De la Motte, Strack auteurs du xviii° siècle ;

Cerri, Fuster, Gluge, Gardien, Ozanam, Hauff, Cless j°, Lereboullet, Ferrier, Lusana, Brochin, Zuelzer, Nebout, Chailly-Honoré auteurs du siècle actuel, tous signalent l'influence de la grippe sur la grossesse et émettent l'opinion qu'elle peut interrompre la grossesse et déterminer ou l'accouchement prématuré ou même l'avortement.

Dans ces dernières années la question des rapports de la grossesse avec les maladies infectieuses et particulièrement avec la grippe a été reprise par d'autres auteurs et voici comment ils l'envisagent.

Charpentier n'a pas d'opinion personnelle. Par contre les Dr Guillemet, J. Bertillon, Heinemann, Hennig, Hubert croient pouvoir affirmer contrairement à tous les auteurs classiques que la grippe n'augmente pas la fréquence des avortements.

Pour Auvard les avortements et les accouchements prématurés seraient exceptionnellement la conséquence de la grippe compliquant la grossesse.

Dupin, Georges Meyer, Cezilly ont observé des avortements, de même M. le professeur Bouchard, Sirs, Banks, Strassmann, M. le professeur Löhlein, Hebert, Lwoff, Stumpf.

(1) Voir le chapitre « Historique », où tous ces auteurs ont déjà été mentionnés dans l'ordre chronologique et avec plus de détails.

Labadie-Lagrave (1) dit : dans beaucoup de cas les femmes avortent sans que l'accident puisse s'expliquer par les secousses de toux ou la température plus ou moins élevée. Un rôle plus important appartiendrait à la congestion produite par action réflexe sous l'influence des toxines, qui ont pénétré dans la circulation ; l'infection donne la clé des phénomènes septicémiques et pyémiques, de même qu'elle permet de comprendre les hémorrhagies et d'autres troubles viscéraux, qui surviennent au cours de la grippe. Labadie-Lagrave croit que la grippe est grave chez les femmes à l'état puerpéral, qui les met dans un état d'infériorité au point de vue de la résistance vitale.

L'article publié par Labadie Lagrave est étayé de neuf observations, dont une seulement (obs. 5) a un rapport immédiat avec la question qui fait le sujet du présent chapitre. Encore faut-il dire que cette observation n'est pas très concluante, étant donné qu'il s'agit là d'une femme d'une santé délicate, qui maigrit depuis trois mois, perd ses forces et présente les signes d'une infection tuberculeuse ; quinze jours avant son avortement elle est prise de fièvre, de courbature, de points de côté, etc.

Le titre de cette observation montre qu'il s'agit là de grippe, et rien n'est moins certain que cette affirmation. Il est plus que possible que la grossesse a donné un coup de fouet à l'affection phymateuse qui a été la cause véritable de l'avortement.

Les autres observations se rapportent aux suites de couches ; ce n'est donc pas ici le moment de les examiner.

Rudolf Müller consacre quelques lignes à l'influence de la

____

(1) Labadie-Lagrave, *loc. cit.*

grippe sur les femmes gravides. Dans deux cas l'influenza a déterminé un avortement et un accouchement prématuré. Dans le troisième cas, malgré la durée assez prolongée des symptômes d'influenza (8 jours) la femme a continué sa grossesse.

Gottschalk (1) pense, contrairement à quelques autres auteurs, que les femmes enceintes ne sont pas moins prédisposées à l'influenza, que les femmes non gravides. Dans deux cas il a vu survenir l'avortement chez les femmes enceintes de 3 à 4 mois. Les douleurs ont commencé le deuxième jour de la maladie, trois jours après ont débuté des pertes de sang, qui se sont prolongées même après l'expulsion du fœtus.

Le Dr Gottschalk a constaté encore ici une grande sensi bilité de l'utérus et une sécrétion purulente de la cavité utérine. Tous ces phénomènes montrent suffisamment que l'influenza peut amener une inflammation aiguë de la muqueuse utérine, qui peut dans la première moitié de la grossesse donner lieu à un avortement et ce n'est certainement pas l'élévation de température, qui a été peu marquée, qui peut expliquer cet accident.

Vinay (2) pense qu'il est impossible d'invoquer un mécanisme unîvoque pour expliquer l'interruption de la grossesse.

S'il y a des hémorrhagies avant l'apparition de tout phénomène de travail, il est vraisemblable qu'il s'agit d'une endométrite de la caduque ; cette hypothèse semble d'autant plus plausible, dit Vinay, qu'on rencontre l'endométrite dans d'autres maladies infectieuses, mais l'endométrite n'est pas une lésion constante et il est possible que l'avor-

(1) Gottschalk, *loc cit*, Centralbl für Gyn. 1890, n° 3, p. 41 et 1892, n° 3, p. 10.

(2) Vinay. Traité des maladies de la gross., etc. Paris, 1894.

lement soit produit par une toxine spéciale, ayant une action sur le système vaso-moteur ou sur la fibre utérine.

Si la grossesse est peu avancée, les douleurs sont le premier symptôme de la fausse-couche, puis surviennent des hémorrhagies qui persistent jusqu'à l'accouchement. De même que Gottschalk, l'auteur a remarqué que la matrice présente une sensibilité particulière à la palpation et nie aussi l'influence de la température et celle de la toux sur la production des phénomènes qui accompagnent l'avortement ou l'accouchement prématuré.

Mijnlieff (1) (voyez l'Historique).

Amann publie d'après les faits observés à la clinique de Munich (10 malades) un travail, dans lequel on voit que deux fois seulement l'accouchement eut lieu avant terme, les douleurs ont commencé au moment où la fièvre était la plus forte. Mais l'auteur ajoute qu'à la policlinique où a recueilli quatre fœtus de 4 à 7 mois, expulsés au cours de l'influenza et 4 derniers cas des malades qui arrivèrent à la clinique de une à quatre semaines avant la fin de la grossesse et qui présentaient les symptômes de l'influenza depuis deux à trois jours.

Ruffé publie plusieurs observations où la grippe a provoqué l'avortement (I, II, III, IV, V, VI, IX, X, XI) et accouchement prématuré (VIII, XIII, XIV, XV, XVI, XVIII, XIX).

L'observation XX se rapporte à une menace d'accouchement prématuré qui est conjuré par l'administration de lavement fortement laudanisé.

L'auteur rappelle un cas analogue, celui d'une femme de 33 ans, qui au 7ᵉ mois de sa grossesse, atteinte d'une légère

(1) Mijnlieff, loc. cit.
(2) Ruffé, loc. cit.

S.

grippe, a été prise de fortes contractions utérines faisant craindre l'accouchement imminent. Par les lavements laudanisés on put encore, cette fois, empêcher l'accident.

M. le prof. Queirel, de Marseille, a communiqué au Congrès de la Société obstétricale de France un grand nombre d'observations fort intéressantes et instructives. Les observations XXVI, XXIX, XXX, XXXII, XXXIII montrent, d'une façon nette, la succession des phénomènes c'est-à-dire : grippe avec la céphalée, la toux, la courbature et enfin la température élevée et les douleurs éclatant bien avant le terme à 8 mois et quelques semaines, quelques jours après le début des symptômes caractéristiques de l'influenza.

(Voir l'observ. n° 72, p. 130, de M. le prof. Runge.)

L'observation qui est due à l'obligeance de M. le Dr Remy est bien moins concluante étant donné qu'il s'agit d'une femme syphilitique. Elle est bien atteinte de grippe et accouche quinze jours avant son terme, mais il est difficile d'affirmer que l'accouchement prématuré soit plutôt dû à l'infection grippale qu'à la constitution syphilitique de la femme.

M. le prof. Pinard a bien voulu nous autoriser à chercher dans les registres de la clinique Baudelocque les observations qui ont trait à la question qui nous intéresse.

Observation I. La femme arriva dans le service atteinte d'influenza et accoucha à 8 mois et demi.

L'observation n° 15 a pour objet l'histoire d'une femme qui depuis trois semaines présente les symptômes de l'influenza et en entrant à l'hôpital, a 39° de température. Cette femme accoucha à 8 mois 1/2.

Pour l'observation n° 21 on peut soulever quelques doutes

(1) Queirel, *loc. cit.*

au sujet de la nature de l'affection dont la femme souffre (tousse depuis les deux derniers mois). Elle accouche spontanément mais avant terme, à 8 mois 1/2.

De même dans l'observation n° 153, l'accouchement a eu lieu à 7 mois à peine, la femme a de la bronchite grippale.

Dans l'observation n° 255 le fœtus a 8 mois 1/2 et la femme a eu comme symptômes, de la toux fréquente et de la fièvre pendant neuf jours. Sortie quinze jours après son accouchement la malade ne présentait plus aucun signe à l'auscultation des poumons.

A la page 28 de sa thèse M. le Dr Ruffié présente un tableau des accouchements pratiqués par lui de 1800 à la fin d'octobre 1891, dont le nombre s'élève au chiffre de 183 et montre que le total des parturientes influenzées pendant la grossesse et après la délivrance était de 07.

La grossesse au cours de la grippe a été interrompue par avortement 18 fois, par accouchement prématuré 12 fois et a suivi son cours 13 fois.

Fort de ces données l'auteur conclut :

1° Que la grippe influence la grossesse au même titre et *presque dans les mêmes proportions* que le choléra, la variole, la dothiénentérie et l'impaludisme.

2° Que l'avortement en est la conséquence la plus fréquente et la plus directe. Il se produirait dans la proportion de 41,80 p. 100 chez les femmes enceintes influenzées.

3° Que l'accouchement prématuré s'observe dans une proportion plus faible, 27,0 p. 100.

Le Dr Gustave Meyer (thèse de Strasbourg, 1800) diffère

(1) G. Meyer, *loc. cit.*

un peu d'opinion quant à la fréquence relative des accouchements prématurés et avortements. Pour lui ce seraient les premiers qui l'emporteraient comme nombre sur les fausses couches et il l'explique par ce fait que le développement musculaire de l'utérus étant peu considérable dans les premiers mois, il réagit moins facilement contre la fréquence d'un foyer hémorrhagique.

Quoi qu'il en soit, le fait est indéniable, un nombre très grand d'auteurs, des observations nombreuses, citées plus haut, attestent l'influence nuisible de la grippe sur le cours régulier de la grossesse. L'influenza provoque l'avortement et l'accouchement prématuré dans un très grand nombre de cas, et en admettant même que les chiffres du D' Ruffié soient exagérés, que la statistique qu'il essaie d'établir soit faussée par la quantité relativement faible d'observations (183 cas), il n'en reste pas moins évident que la grippe n'est pas une affection que l'accoucheur peut négliger ou traiter avec mépris chez une femme enceinte ou accouchée; elle intervient souvent, même peut-être plus souvent qu'on n'a l'air de le croire d'une façon courante, en modifiant l'aspect de l'état gravide ou puerpéral.

Mais s'il est facile, en s'appuyant sur les faits et les observations de poser cette affirmation, il n'en est plus de même de la pathogénie de l'interruption de la grossesse. De quelle façon agit la grippe, comment et par quel mécanisme se produit l'avortement ou l'accouchement prématuré ?

Quatre hypothèses peuvent être discutées, nous verrons à laquelle on peut donner son adhésion sans trop d'hésitation.

Une des plus anciennes, l'hypothèse invoquée par Peu et plus tard par Jacquemier, Cazeaux, etc., c'est *l'influence nuisible de la toux.*

Cette opinion a été reprise et discutée dans ces dernières années. La plupart des auteurs récents nient cette influence. Déjà Grisolle n'y croyait plus et Labadie-Lagrave, Vinay Ruffié contestent l'efficacité, l'action nuisible de la toux; ils citent les cas nombreux de phtisiques ou de femmes atteintes de bronchite chronique ayant des accès violents et prolongés de toux qui malgré cela ont continué leur grossesse.

Gustave Meyer (p. 42) pense cependant que la toux augmente la pression intra-abdominale et par elle-même peut provoquer le travail.

Il est possible que la toux en elle-même ne soit pas en état de mettre la fibre utérine en action, mais ce à quoi les auteurs n'ont pas pensé c'est qu'elle peut agir d'une façon indirecte *en provoquant la rupture spontanée de la poche des eaux* et tous savent qu'une femme qui a perdu ses eaux doit infailliblement entrer tôt ou tard en travail. Ainsi se trouve expliquée l'action possible de la toux.

On a invoqué une autre hypothèse pour expliquer les accouchements avant terme et les avortements. *C'est l'hyperthermie.* Les expériences de *Runge* (1), de *Kaminsky* (2) *Hecker, Gusserow* (3), *Bühl* semblaient démontrer que les enfants ne résistent pas à une température élevée; la mort du fœtus et expulsion plus ou moins tardive du corps étranger; d'autres ont envisagé la question sous un autre aspect et ont cru pouvoir expliquer l'accouchement par l'action nuisible ou excitatrice de la chaleur sur la fibre utérine. Or tout cela est bien sujet à critique car depuis

(1) Runge. Arch. f. Gynäkologie, 13 Bd. p. 123.
(2) Kaminsky. Moskauer Medic. Zeitung, 1867.
(3) Gusserow. Die Neubildungen des Uterus. Stuttgart, 1880; Deutsch. Chirurg. Lvit.

Doré, Doléris et Naunyn on sait parfaitement que les enfants résistent à des températures assez élevées et que d'ailleurs bien des malades (phtisiques ou autres) continuent, malgré la fièvre intense, leur grossesse et mettent au monde des enfants vivants. Voilà donc là l'hypothèse de l'hyperthermie mise à néant.

Autrement plausibles semblent être les deux dernières hypothèses.

Et d'abord l'*hémorrhagie.* Dès le début de notre étude sur l'action de l'influenza sur les organes génitaux nous avons vu que la grippe même en dehors de l'état puerpéral provoque des phénomènes congestifs dans tout l'appareil général. Cet effet peut se graduer et si dans certains cas il n'y a que congestion, dans d'autres il y a congestion accompagnée d'hémorhagie. Celle-ci peut-être très circonscrite, limitée et amener une simple alerte, la femme est prise de quelques douleurs lombaires, quelques contractions se produisent, puis à défaut d'excitation suffisante tout rentre dans le calme. Mais que le foyer hémorrhagique prenne une certaine importance et Gley a bien mis en évidence l'action hémorrhagipare de certains microbes; on comprend que l'apoplexie placentaire suffise pour devenir le point de départ de la mise en action de la fibre utérine. (Gust. Meyer.)

La quatrième et dernière hypothèse à soulever est celle de l'*infection*, qui peut agir de deux manières bien différentes tantôt par l'action des toxines sécrétées par les microbes en général (streptocoque, staphylocoque, etc., qui se trouvent dans le vagin et la cavité cervicale) ou de celui de Pfeiffer ou de Tessier en particulier et qui interviendraient en irritant les terminaisons nerveuses des nerfs utérins ou en provoquant une endométrite qui rendrait le séjour de l'œuf dans la cavité utérine difficile ou même impossible (Gottschalk, Amann, Chiari).

N° 25

Observation XXVI, inédite (M. le prof. Queirel).

Grippe. Accouchement à 8 mois 1/2, spontané.

Femme M..., 26 ans, primipare, était déjà venue une fois à la Maternité menacée d'un accouchement prématuré, occasionné par la toux ; après un traitement convenable l'attaque d'influenza dont elle était prise avait cédé et la température était devenue normale. Toutefois la toux avait persisté. Quinze jours après, elle rentre en travail, les membranes rompues depuis deux jours dans un effort de toux. Elle accouche normalement à 8 mois 1/2 d'une fille, 2.825 grammes, en OIGA. Le placenta était double. La toux persiste, quoique la température ne dépasse pas 38°,5. Gouttes livoniennes. Amélioration.

Température avant l'accouchemement, 14 février : 37°,2

	Après l'accouchement.			Après l'accouchement.	
14 février		38	20 février	37,3	37,5
15 —	37,4	37,5	21 —	37,3	37,7
16 —	37	37,8	22 —	37,2	37,6
17 —	37	38,5	23 —	37	38,2
18 —	37,3	38	24 —	37,2	38
19 —	37,3	38	25 —	37	

N° 26

Observation XXIX, inédite (M. le prof. Queirel).

Femme R..., 32 ans, multipare, arrive de la ville à la Maternité avec dilatation complète, membranes percées et la tête à la vulve. Accouchement normal à 8 mois, OIGA. Enfant 2.000 grammes. Elle a de l'œdème des membres inférieurs, quoiqu'elle eût déjà gardé le lit pendant un mois pour une grippe avec toux. Etat général médiocre, pâleur des tissus, anémie marquée par un souffle à la base et des battements tumultueux de cœur. Pas d'albumine. Température toujours au-dessous de 38°, montant le troisième et le dixième jour au-dessus de 39° et correspondant à une phlébite superficielle d'abord à gauche, puis à droite. L'œdème qui avait en partie

— 88 —

disparu, apparaît de nouveau pendant le travail, accompagné de douleurs d'abord d'un côté puis de l'autre.

Du côté des organes génitaux rien; involution normale, perte aussi, pas d'odeur, pas de douleurs, pas de constipation. C'était bien à une manifestation grippale que nous avions à faire. La femme sort le dix-huitième jour sur sa demande dans un état satisfaisant.

Température avant l'accouchement, 22 février :

Après l'accouchement.			Après l'accouchement.		
22 février		38	4 mars	39,2	38
23 —	38,2	38,1	5 —	38,8	38
24 —	38	38,1	6 —	38,2	38,6
25 —	38	39,2	7 —	38,2	38,8
26 —	38	38,6	8 —	38,2	37,8
27 —	37,6	38,8	9 —	37,6	37,4
28 —	38,4	39	10 —	37,6	36,8
1er mars	33,6	39	11 —	37,6	37,4
2 —	38,8	38,6	12 —	37,2	
3 —	38	38,8			

N° 27

Observation XXX, inédite (M. le prof. Queirel).
Grippe. Accouchement à 8 mois 1/2, spontané.

Femme E..., 30 ans, multipare entrée à la Maternité le 20 mars 1803 à 8 heures 1/2 du matin se plaignant de courbature violente, céphalalgie et toux continuelle et forte.

Le 27 elle accouche d'un enfant de 2.800 grammes en O I G A. *La poche des eaux, sous l'influence de la toux, avait éclaté cinq jours avant. La température qui était descendue le lendemain de l'accouchement remonte jusqu'à 40° le troisième et le quatrième jour.* Bronchite grippale, râles muqueux dans toute la poitrine.

Température avant l'accouchement, 23 février : 38°

Après l'accouchement.			Après l'accouchement.		
25 février		39	3 mars	37,3	38
26 —	37,3	37,6	4 —	37,8	38
27 —	38,4	40	5 —	37,2	38,2
28 —	38,8	40	6 —	37,3	38
1er mars	37,0	38,6	7 —	37	37,0
2 —	37,2	38,2			

N° 28

OBSERVATION XXXII, inédite (M. le prof. Queirel).

Accouchement à 8 mois, O I P D.

Fille R..., 17 ans, primipare, avait une toux opiniâtre depuis quelques jours, sans élévation de température. Elle accouche prématurément et spontanément à 8 mois le 22 mars. Rupture spontanée. Le lendemain, la température monte à 38°. Rien dans les organes génitaux, pas de constipation, pas d'odeur des lochies. A l'auscultation nous trouvons à la base à droite quelques bouffées de crépitation. Vésicatoires. Potion à l'acétate. Amélioration rapide. Enfant 2.060 grammes, à la sortie 2.030 grammes.

Température avant l'accouchement, 22 mars : 37°

Après l'accouchement.				Après l'accouchement.	
22 mars		37,2	22 mars	38,0	37,5
—	38	37,4	—	38	37,5
—	38,5	37,4	—	38	37,4
—	39	37,4	—	37,0	37,4
—	38,0	38	—	37,5	37,2

N° 20

OBSERVATION XXXIII, inédite (M. le prof. Queirel).

Grippe. Accouchement à 8 mois, spontané.

Femme A..., 24 ans, secondipare, était grippée et alitée chez elle depuis quinze jours. Elle entre à la Maternité en travail avancé, membranes rompues et dilatation complète. Elle est dans son huitième mois. Elle tousse sans élévation de température jusqu'au huitième jour; pendant quatre jours la toux s'exagère, la température est à 38°. Oxyde blanc, carbonate d'ammoniaque. Amélioration. L'enfant a toujours pris le sein et a augmenté de 200 grammes.

Le 17 mars 2.200 grammes.

Le 28, 2.540 grammes.

Température avant l'accouchement, 17 mars : 37°.

Après l'accouchement.			Après l'accouchement.		
17 mars		37,2	17 mars	37,1	37,4
—	36,9	37,3	—	37,5	38
—	36,9	37,4	—	37,3	38
—	37	37,5	—	37,4	38,1
—	37	37,5	—	37,4	38,1
—	37,2	37,5	—	37,3	37,8

N° 30

OBSERVATION (Inédite).

Due à l'obligeance de M. le D⁺ S. Remy, prof. agrégé à Nancy.)

Mme T... a, dans le 9ᵉ mois un accès d'influenza ayant duré trois jours et traité par l'antipyrine. Elle entra en travail quinze jours avant son terme. Elle fut prise de douleurs vers 2 heures du matin, douleurs qu'elle prit pour des coliques. M'ayant fait appeler de bon matin, je la trouvai en travail, tête sur le plancher. Expulsion normale. Délivrance par tractions. Fièvre le 2ᵉ jour. Guérison.

L'enfant a présenté de la syphilis, qui guérit sous l'influence du traitement.

N° 31

OBSERVATION I.

(Inédite, Clinique Baudelocque, 1880.)

L... quintipare, née dans les Hautes-Alpes, blanchisseuse, entrée le 27 décembre 1880. A marché à 1 an et toujours bien. Réglée à 17 ans et depuis régulièrement tous les mois pendant trois jours. A eu à 14 ans fièvre typhoïde, variole à 20 ans.

1ʳᵉ	grossesse	à terme spont., sommet.
2ᵉ	—	gémellaire, à 6 mois.
3ᵉ	—	à terme spont., sommet.
4ᵉ	—	

Dernières règles le 5 avril 1880.

Apparition des mouvements actifs à 4 mois 1/2. A été souffrante pendant sa grossesse.

Examen général. — Squelette, peau, cœur, poumons rien d'anormal, pas d'œdème, ni varices

Examen obstétrical. — Seins, ventre, utérus, tension des parois normaux. Bassin aussi. Auscult. normale.

Est arrivée dans le service le 27 décembre atteinte d'influenza.

Position O I G A. Engagé.

Début du travail le 2 janvier 1800 à 3 heures matin.

Entrée à la salle de travail, 2 janvier 1800 à 3 heures soir.

Début de la dilatation à 3 heures soir (comme 1 franc).

Position O I G A Dilatation complète à 5 heures soir, 2 janvier 1800,

Liquide amniotique normal.

Rotation s'est faite.

Expulsion à 5 h. 1/2 soir, 2 janvier 1800.

Durée de la période d'expulsion une demi-heure.

Lésions vulvo-périnéales, aucune.

Quantité de sang perdue avant l'expulsion, nulle.

— — — depuis l'expulsion jusqu'à la délivrance, quantité insignifiante.

Durée totale du travail quatre heures et demie.

Extraction simple à 6 h. 1/2, trois quarts d'heure après l'accouchement.

La femme était atteinte d'influenza au moment de son entrée à l'hôpital, elle présentait de la bronchite du côté droit.

N'a jamais eu de lochies fétides, ni de frissons.

Sortie le 13 janvier 1890 en bon état de santé.

ENFANT

Garçon 3.200 grammes 51 centimètres.

	O M 13 1/2
	O F 12
	S O B 10,4
Diamètres de la tête	S O F 11
	B I P 9,3
	B I P 8,4
	S M B 10

Allaité par sa mère.

Poids.

1er Jour 3.200 grammes		5e Jour 3.330 grammes	
2e — 2.975 —		6e — 3.300 —
3e — 3.050 —		7e — 3.388 —
4e — 3.115 —		8e — 3.455 —

Sortie le 13 Janvier 1890 en bon état de santé.

Annexes.

Placenta, rien d'anormal.

Membrane 28/10 cent.

Cordon 28 centimètres. (Nodosités).

Température de la mère.

3 Janvier 37,5	38,5		8 Janvier 37,9	38,7
4 — 37,2	37,8		9 — 37,2	38
5 — 37,0	37,8		10 — 37,2	38,8
6 — 37,1	39,3		11 — 37,0	37,6
7 — 37,7	38,4		12 — 36,8	37,2

N° 32

(N° 21 de la Clinique Baudelocque) 8 mois 1/2.

L. G..., cuisinière, secondipare, 30 ans, née dans la Savoie. Entrée le 17 Janvier 1890.

Réglée à 16 ans régulièrement.

1re grossesse spont. à terme, garçon vivant.

Dernières règles le 3 mai 1889.

Tousse beaucoup depuis deux derniers mois. A eu l'influenza, O I D P. Pas d'albumine.

Début du travail 8 heures matin, 17 Janvier 1890.

Entrée à la salle de travail 2 heures soir, 17 Janvier 1890.

Début de dilatation, (1 franc).

Dilatation complète, 8 h. 1/2 soir, 17 Janvier.

Rupture prématurée des membranes à 4 heures matin, 17 Janvier.

Liquide amniotique normal.

Pas de perte de sang avant ou après l'accouchement.

Expulsion à 9 heures soir, 17 Janvier 1890.

Durée de la période d'expulsion une demi-heure.

— totale du travail treize heures.

Extraction simple de la délivrance à 0 h. 20, 17 janvier.

Sortie 23 janvier 1800 en bon état.

État puerpéral normal.

Enfant. Garçon vivant, 3.150 grammes, 49 centimètres.

Placenta 610 grammes. Cordon 65 centimètres.

Sortie le quinzième jour.

2e jour	37,6	37,1	6e jour	37,4	37,8
3e —	37,4	37,3	7e —	38,0	37,4
4e —	37,6	37,9	8e —	38,7	37,1
5e —	37,4	37,8	9e —	37,4	37,3
			10e —	37,3	37,7

N° 33

N° 15. (Inédite, clinique Baudelocque), 8 mois 1/2.

F. B..., domestique, tertipare, née à Ornay, 31 ans, entrée le 15 janvier 1800.

A marché à 2 ans. Réglée à 15 ans régulièrement.

Elle a eu 2 accouchements à terme spont. par le somme', le premier accouchement en 1883, fille, le deuxième en 1885, garçon.

Dernières règles le 20 avril 1880. Mouvement actif à 4 mois et demi de la grossesse.

Elle a eu des épistaxis 2-3 fois par mois, tous les mois.

Elle a l'influenza depuis trois semaines et aujourd'hui de la fièvre, 80°, en entrant dans le service.

Examen général et obstétrical, rien d'anormal, O1GT.

Début du travail le 15 janvier, à 5 heures du matin.

Entrée à la salle de travail le 15 janvier, à 6 heures soir.

Début de dilatation (2 francs), à l'entrée.

Dilatation complète à 7 h. 30 soir, 15 janvier 1800.

Durée de la période de dilatation quatorze heures trente.

Rupture de membranes artificielle à la dilatation complète.

Liquide amniotique normal.

Expulsion à 7 h. 45 soir, le 15 janvier 1800.

Durée de la période d'expulsion trois quarts d'heure.

Engagement de la délivrance quelques minutes après l'accouchement et expulsion spont. à 8 heures soir, 15 Janvier 1890.

1er Jour 39	37,1		3e Jour 37,1	36,9
2e — 37,8	37,3		4e — 36,9	37,1
			5e — 37	37,4

Sortie le 30 Janvier 1890.

Etat puerpéral normal.

Placenta 600 grammes. Cordon 43 centimètres.

Enfant. Garçon vivant 3.400 grammes, 50 centimètres.

N° 31

N° 153. (Inédite, clinique Baudelocque), 15 Janvier 1824.

A P..., 38 ans, secondipare, cuisinière.

Grossesse gémellaire, Expulsion rapide de 2 fœtus. Le premier, sommet; le deuxième, siège complet. Enfants nés vivants, respirant mal.

Père mort à 61 ans, alcoolique, mère, à la suite de couches. A marché à 15 mois. Premières règles à 14 ans depuis toujours régulièrement.

Rougeole à 8 ans. Bronchite il y a un an.

Actuellement bronchite (?) il y a huit jours.

1890, premier accouchement spont. à terme, garçon vivant.

Dernières règles 15-18 juin.

Mouvements actifs mois d'octobre.

Hauteur de l'utérus, 32 centimètres, âge de grossesse 7 mois à peine.

Examen général et obstétrical. Râles ronflants et sibilants sous-crépitants dans toute l'étendue des deux poumons. Tension des parois exagérée. Pas d'albumine.

Présentation : 1 tête amorcée, 1 siège dans la fosse iliaque gauche, 1 tête dans l'hypochondre droit.

Auscultation : 2 foyers, 1 à gauche, 1 à droite. Température 39°,7 dix minutes après l'accouchement. Diagnostic : grippe.

Début du travail 3 h. 1/2 matin, 28 Janvier 1891.

Début de la dilatation 4 heures matin, 28 janvier 1891.

Dilatation complète 6 h. 10 matin, 28 janvier 1891.

Rupture des membranes prématurée à 3 h. 1/2 matin, 28 janvier 1891.

Liquide amniotique normal le 1er jour, coloré le 2e jour.

Expulsion de fœtus spont. le 1re à 6 h. 15, la 2e à 6 h. 17 matin, 28 janvier.

Durée de la période d'expulsion cinq minutes.

— totale du travail deux heures quarante-cinq.

Expulsion spontanée de la délivrance immédiatement après le fœtus, avant qu'on ait eu le temps de lier le premier cordon. Dix minutes après l'accouchement température 39°,7. P. 104.

Le lendemain soir	28 janvier	37,2			1er février	36,6	37,4
— —	29	—	37,6	37,7	2	—	36,8	37,6
— —	30	—	37,5	38,2	3	—	36,8	37,
— —	31	—	37,	37,9			

et puis le maximum est 37°,4.

La malade est sortie le 12 février 1891 en bonne santé.

Premier jumeau. Garçon vivant 1.510 grammes, 38 centimètres respire mal.

Placenta 290 grammes. Caduque manque.

Cordon 49, grêle. Chute au 7e jour.

(2 œufs complètement séparés).

Tette sa mère au départ, le 12 février 1891.

Deuxième jumeau. Garçon vivant 1.570 grammes, 37 centimètres.

Placenta 300 grammes. Membranes déchirées.

Cordon 60 centimètres. Chute au 6e jour.

Etat de l'enfant à la sortie bon.

Allaité par sa mère.

N° 35

N° 255. (Inédite, clinique Baudelocque, 1891.

B. P..., 22 ans, tertipare, entrée le 26 février 1891.

Parents morts. A marché toujours bien. Premières règles à 11 ans 1/2, était toujours bien réglée. Premier accouchement en février 1890 (enfant vivant, sommet.)

Dernières règles (?). La malade a eu des pertes au mois de juin. Mouvements actifs ? Hauteur de l'utérus 32 centimètres. Age de grossesse 8 mois 1/2.

O I G A. Début du travail à 7 heures matin, 26 février 1891.

Dilatation complète 10 h. 45.

Rupture des membranes spontanée à la dilatation complète.

Expulsion spontanée à 11 h. 30 du matin, 26 février 1891.

Durée de la période d'expulsion trois quarts d'heure.

Durée totale du travail quatre heures quarante cinq.

Extraction simple de la délivrance midi 5, 26 février, 100 grammes de sang perdu.

Température soir, 26 février 1891, 38°,5.

	T. M.	T. S.			T. M.	T. S.
27 février	37,5	39,2		3 mars	38,2	38.8
28 —	38,2	39,4		4 —	37,8	37,4
1er mars	38,4	39,2		5 —	38	37,8
2 —	38	38,8		6 —	37	37.0

Fièvre. Toux fréquente. Rien à l'auscultation.

Rien d'anormal au niveau du ventre.

28 février. Utérus petit, indolore, très mobile.

Toux fréquente, P. 104.

28 février soir. P. 120, Sueur. Crachats abondants.

1er mars. Langue humide, bonne. P. 100. Rien dans le ventre. Toux moins fréquente.

4 mars. Bon état de santé.

La malade est sortie le 11 mars 1891 en bonne santé.

Influenza et travail.

Dans le précédent chapitre nous avons pu voir que si dans un bon nombre de cas, les femmes influenzées continuent leur grossesse, quelques-unes parmi elles accouchent prématurément ou avortent.

Nous allons essayer, maintenant, d'esquisser les principaux traits d'une question qui a été un peu négligée par les auteurs. On trouve bien çà et là quelques vagues indications, mais le sujet n'est pas étudié. Et pourtant quoi de plus intéressant que de connaître le caractère des douleurs, des contractions utérines, le mode de dilatation, la façon dont se comporte la poche des eaux et, enfin, l'utérus à la fin du travail, après l'expulsion du produit de conception.

Les *contractions utérines* semblent, en général, être peu énergiques, peu soutenues, très espacées, *elles ne portent pas*, comme on dit dans la langue des sages-femmes. De là une durée prolongée du travail. Muller parle d'une femme chez laquelle le travail a traîné pendant quatre jours. Gottschalk cite aussi le cas d'une seconde femme qui commença à avoir des douleurs dès le deuxième jour de sa maladie. Les contractions ont duré avec des intermittences pendant quatre jours et n'ont amené qu'une dilatation à peine suffisante pour laisser passer deux doigts. L'état général de la femme s'étant amélioré au bout de ce temps, les contractions cessèrent et tout rentra dans l'ordre (rétrocession du travail).

Un avis semblable est donné par Amann (1).

Il est fâcheux que dans les thèses qui traitent de la grippe et de la grossesse, on trouve, le plus souvent, des obser-

(1) Muller, Gottschalk, Amann, loc. cit.

S.   7

vations tronquées, où l'on a peu ou pas de détails du tout sur la marche et la durée du travail. Néanmoins, de celles que nous avons pu nous procurer, on peut tirer une conclusion qui se rapproche singulièrement de celle des auteurs précédents.

Prenons, par exemple, les observations que M. le professeur Pinard a bien voulu mettre à notre disposition et nous voyons que dans les cas enregistrés dans les n°° 1 et 15, il s'agit de tertipares qui restent quatorze heures et demie en travail pour mettre au monde des enfants d'un poids de 3.200, 3.400 grammes et qui se sont présentés en OIGA et OIGT Une autre secondipare (n° 17) met vingt heures pour accoucher d'un enfant pesant 2.880 grammes et se présentant en OIDA.

Il va de soi que ces quelques exemples sont loin de suffire pour établir d'une façon définitive une idée, mais il est plus que probable que l'influenza agit en excitant les contractions, mais que celles-ci n'ont jamais l'intensité, l'efficacité qu'elles possèdent à l'état normal. *La fibre musculaire semble avoir subi une sorte de parésie, qui se manifeste par une lenteur et le peu d'énergie de la contraction.*

Poche des eaux. — Déjà Peu (1) et plus tard des auteurs plus rapprochés de notre époque (Jacquemier, Cazeaux, etc.) ont parlé de la rupture de la poche des eaux sous l'influence de la toux.

Cette rupture peut survenir dans trois circonstances différentes.

Elle peut se faire *prématurément*, avant tout début de travail, comme cela peut se voir dans les observations VIII, IX, XII, XXVI XXX (2), dues à l'obligeance de M. le

____

(1) Peu. La pratique des accouch. etc. Paris, 1694, ch. VII, p. 59, etc.
(2) Voir le chapitre précédent.

professeur Queirel. La rupture peut encore se faire au début
du travail. C'est la rupture dite précoce ; comme exemple
de celle-ci, nous citerons les observations II, XXVII, XXVIII.
Enfin, elle peut avoir lieu *à la dilatation complète* (obs. XVII
et n° 255 de la clinique Baudeloque).

Ce phénomène, qui en lui-même, ne présente rien de bien
spécial, a néanmoins attiré notre attention, vu que déjà sans
qu'il y ait grippe, la rupture prématurée de la poche des
eaux met les femmes dans des conditions défavorables et,
non seulement au point de vue de la rapidité de la marche
du travail, mais encore et surtout par le fait qu'elle expose
les malades à l'infection, danger d'autant plus grand
qu'elles sont déjà sous le coup d'une maladie épidémique et
microbienne. Que ces femmes tardent à entrer en travail et
que dès le début de la rupture de la poche elles manquent
des soins prophylactiques, et l'on comprend combien elles
s'exposent à avoir des suites de couches pathologiques.
Les observations, que nous avons compulsées, sont muettes
au point de vue de la fin du travail, aucune ne mentionne
l'hémorrhagie par inertie utérine. S'ensuit-il que celle-ci
est rare chez les femmes influenzées? Nous n'oserions l'affirmer, car les malades qui restent longtemps en douleurs,
dont le travail traîne, s'exposent assez généralement à de
redoutables accidents. Mais n'ayant pas de documents suf-
fisants nous laisserons cette question en suspens.

N° 36

Observation VIII, inédite (M. le prof. Queirel).
Grippe. Accouchement à terme, spontané.

Femme B..., 21 ans, primipare; entré le 10 février 1893,
avec une dilatation complète. *La poche des eaux percée depuis*

deux jours. *Elle s'est sentie inondée dans un effort de toux.*
T. 38°. Douleur côté droit. Crachats rouillés. Broncho-pneumonie. Digitale, vésicatoire, carbonate d'ammoniaque, etc.
Grandes oscillations de température. Sort en bon état de santé. Enfant 3.650 grammes, en bonne santé.

Température avant l'accouchement, le 10 février : 37°,5.

Après l'accouchement.			Après l'accouchement.		
	T. M.	T. S.		T. M.	T. S.
10 février		37,5	17 février		37
11 —	37,8	37,9	18 —	36,9	37,1
12 —	38,8	39,7	19 —	37,9	40
13 —	40	40,6	20 —	37	36,7
14 —	38,3	39,2	21 —	37	39
15 —	38	38,5	22 —	38	38,4
16 —	37,9	37,9	23 —	37,2	37

N° 37

OBSERVATION XII, inédite (M. le prof. Queirel).

*A terme. Grippe avant l'accouchement. Poche rompue cinq jours
avant l'accouchement.*

Femme M.., 22 ans, primipare, entre le 6 février, grippée,
On la met au lit et traite la bronchite, qu'elle a depuis quelques jours. T. 37°. T. s. 38°,4. maximum.

Le 9 Dans *l'effort de la toux, la poche éclate.* T. 38°. *L'accouchement ne se fait que cinq jours après.* Le lendemain ascension brusque de la température 39°,7. Puis rescension. Etat
général satisfaisant, mais la toux persiste.

Le 22. La température remonte.

Le 23. La femme sort malgré le conseil pour aller se soigner chez elle.

Avant l'accouchement 37° à 38°; 37° à 38°,2 ; 37°,1 à 38°,4.

Après l'accouchement T. 37°,8.

Après 10 heures, 39°,7.

Le soir, 37°,2.

Et, ensuite, 37° à 37°,1, pendant quatre à cinq jours, puis

remonte très lentement jusqu'à 38°,8 maximun, six à sept jours après l'accouchement, où elle sort

N° 38

PNEUMONIE GRIPPE. II, inédite (M. le prof. Queirel).

Femme B..., multipare de 39 ans, entre le 11 janvier 1893, toussant déjà depuis plusieurs jours. L'accouchement est normal spontané à terme. *Rupture de la poche dès le début des douleurs, O I D P.* Fœtus 3.400 grammes. Le troisième jour fortes douleurs de tête, toux plus forte. Râles bronchiques.

Cinq jours après ascension brusque 39°,8. Noyau de pneumonie; on passe l'enfant à la crèche. On envoie la mère dans le service de médecine d'où elle sort quelques jours après guérie.

	T. M.	T. S.		T. M.	T. S.
14 janvier	36,9	37,4	20 janvier	37	37
15 —	37,2	37,9	21 —	37	36,6
16 —	38	38,2	22 —	37,6	39,8
17 —	37,2	37,4	23 —	37,6	38
18 —	36,8	37,6	24 —	37,4	
19 —	37	37,6			

Enfant 3.630 grammes bien portant.

N° 39

OBSERVATION XXVII, inédite (M. le prof. Queirel).

Grippe. Accouchement à 8 mois 1/2 spontané.

Femme C..., 21 ans, primipare, accouche normalement d'un enfant de 2.705 grammes. Elle arrive à la Maternité au début du travail, *les membranes percées depuis une heure.* Les deux premiers jours se passent bien, pourtant de petits frissons, des douleurs dans tous les membres. Pas de toux, pas de diarrhée. Le troisième jour ascension brusque. Le quatrième jour injection intra-utérine d'eau iodée, ce qui ne fait pas baisser la température. Bien que nous n'ayons rien trouvé dans les organes génitaux, nous avions peur d'une infection méconnue et c'est pourquoi nous nous étions décidé à faire cette injection.

Température avant l'accouchement, 21 février : 37°,2

Après l'accouchement.			Après l'accouchement.		
21 février		37,4	23 février	39,2	40
23 —	37,2	37,4	—	39,6	40,5
23 —	40,2	40,1			

N° 40

OBSERVATION XXVIII, inédite (M. le prof. Queirel.

Femme M..., 21 ans, secondipare, entrée le 14 février 1895 se plaignant de fortes douleurs dans les reins et de céphalalgie. Elle accuse un malaise général, la toux est opiniâtre, température à peu près normale avant l'accouchement qui se passe normalement sans incidents. *La déchirure des membranes se fait dans un effort de toux.* Enfant 1,500 grammes.

Température avant l'accouchement, 21 février : 37°

Après l'accouchement.			Après l'accouchement.		
21 février		37,5	22 février	37,5	37
22 —	38	38	—	37,6	32
—	38,5	37	—	37,4	37,6
—	37,3	38			

N° 41

OBSERVATION XVII, inédite (M. le prof. Queirel).
Version podalique (à terme).

Femme D..., 35 ans, multipare, arrive à terme à la maternité avec la présentation du tronc le 16 février 1895. Deux jours après son entrée, toux violente, maux de tête, courbature générale ; ce malaise ayant commencé chez elle il y a huit jours. (Potion à l'oxyde blanc léger purgatif.) Le 26 février *la poche des eaux se crève sous l'effort de la toux* et à dilatation complète on fait la version. Pas d'accidents, rien d'anormal ; à l'auscultation quelques râles ronflants. Aussi la température ne monte pas et la malade sort le douzième jour en bonne santé.

Température avant l'accouchement, 26 février :

Après l'accouchement.			Après l'accouchement.		
23 février	T.S.	38,7	28 février	37,4	37,5
27 —	37,7	38,6	1er mars	37	37

et puis le maximum est 37,4

N° 42

OBSERVATION XV, inédite (M. le prof. Queirel).
Grippe avant l'accouchement, forceps.

Femme B..., 25 ans, entrée le 17 janvier 1895 fortement grippée, puis va mieux. Accouche le 21 février, elle était en état à peu près normal, température 37° O I G A. *Forceps par inertie utérine.* La poche était percée à la dilatation complète. Le soir du deuxième jour élévation de température, injection intra-utérine. Mais comme il n'y a rien du côté de l'utérus, l'état ne se modifie pas et on l'attribue à des poussées congestives de la grippe du côté des poumons. La malade sort guérie le dix-neuvième jour. Enfant 2.460 grammes.

Température avant l'accouchement, 20 février : 37°

Après l'accouchement.			Après l'accouchement.		
20 février		37,8	24 février	38,2	39
21 —	37,4	37,5	—	38,2	39,7
22 —	37,4	38,7	—	38,2	39,2
(Injection intra-utérine)					
23 —	37,8	39	—	38,4	38,6
24 —	37,7	38,1	—	37,6	37,8
—	38,5	38,2	—	37,2	37,6
—	38,4	39,3	—	37,2	

N° 43

N° 47 inédite (Clinique Baudelocque).

Femme Z..., secondipare, parfumeuse née à Genève. Entrée le 1er janvier 1800. Parents vivants. A marché à 15 mois. Réglée à 14 ans (régulièrement). Faiblesse depuis trois ans, surtout avant le mariage. Fièvre pendant un mois dans le moment de ses dernières règles.

A 17 ans première grossesse arrivée à terme. Accouchement spontané sommet, garçon vivant.

Dernières règles fin d'avril 1889.

Apparition des mouvements actifs à 4 mois 1/2.

Hauteur de l'utérus 28 centimètres.

Des pertes de sang le premier mois de la grossesse.

Depuis quinze jours l'influenza terminée par bronchite. Douleurs dans les reins les trois derniers mois de la grossesse.

Maximum de la température, 37°,4.

Examen général et obstétrical : rien d'anormal, O I D A.

La malade n'a eu des douleurs qu'à la fin de la période de dilatation.

Début du travail inconnu ; entrée avec dilatation.

Enfant. Garçon vivant, 2.880 grammes, longueur 49 centimètres.

Placenta 460 grammes. Cordon 68 centimètres, chute au septième jour.

Influenza et suites de couches.

Mauriceau, Bartholin, Loew, Hauff, Clemm jun., Kerkring, Graves, Fauconnet (1) ont contribué, par un grand nombre de faits et d'observations à jeter une certaine lumière sur le sujet que nous devons maintenant étudier. Malheureusement leurs travaux sont déjà anciens, les observations et les conclusions qu'ils en tirent ne sont pas à l'abri de toute critique et ne peuvent aujourd'hui servir qu'au point de vue historique et bibliographique. Les publications plus récentes d'*Amann* (2), *de Gustave Meyer* (3), *de Neustab* (4), *Mijnlieff* (5), *de Labadie-Lagrave* (6), de M. Queirel et enfin les observations que nous avons pu colliger dans la thèse de Ruffier, les registres de la clinique Baudelocque nous permettront de systématiser les faits, de les grouper de telle façon, que le lecteur pourra embrasser la question dans son ensemble après avoir par lui-même pris connaissance du caractère de chaque catégorie des complications que l'influenza peut déterminer au cours des suites de couches.

(1) Pour les détails voir ces auteurs dans le chapitre « l'Historique ».

(2) Amann. Münchener med. Woch. 1890, n° 9, 162. etc.

(3) Gust. Meier. Ueber den Einfluss den Influenza auf den weibl. Sexualapparat Inaug-Diss. Strasbourg, 1890.

(4) Neustab. Medizina. 1891, n° 45.

(5) Mijnlieff. De l'influence de l'influenza sur la menstr. etc. Nouv. Arch. d'obs. et gyn. 1890, p. 450.

(6) Labadie-Lagrave. La Medecine moderne. 1892, n°s 7 et 8, p. 81, etc.

A. Et d'abord une femme en couche peut être atteinte de *grippe légère* et alors les symptômes morbides sont à peine marqués : légers frissons, céphalalgie, enchiffrènement, abattement, quelquefois coryza et toux ; le pouls et la température présentent une légère augmentation progressive, ou restent à peine au-dessus la normale (Observations de Queirel I, VI, XXII, XXIV, XXVI, XXVIII). Au bout de cinq ou sept jours les malades entrent en convalescence.

B. Sous un aspect tout autre se présentent les malades chez lesquelles *la grippe affecte un caractère plus maligne*. Ici après une période prodromique qui dure de trois à cinq jours et où la courbe de la température et du pouls monte à peine, on voit survenir brusquement un frisson plus ou moins violent, suivi d'une sensation de chaleur et d'abattement. La température atteint 39°,8, 40°, 40°,3, etc. Cette variété de grippe est généralement compliquée de manifestations graves du côté des poumons ; tantôt c'est une bronchite à allures très sérieuses, tantôt c'est une broncho-pneumonie, ou même une véritable pneumonie qui complique les suites de couches. Très souvent au bout de vingt-trois jours les symptômes alarmants cessent, la température baisse et tout fait espérer que la malade va guérir bientôt. Or cette rémission est trompeuse et le plus souvent la fièvre et les symptômes pulmonaires reprennent le dessus et tiennent la patiente en haleine pendant des semaines et ce n'est que peu à peu qu'on voit la température devenir tous les jours moins élevée pour arriver enfin à la norme. *Quelquefois la température tombe après l'accouchement pour remonter ensuite* (Obs. de la clinique Baudeloque, 15, 153, de M. le prof. Runge (voir chapitre : Influenza et le nouveau-né), de M. le prof. Queirel, XXX et XXIII, obs. analogues de Menetrier, Labadie-Lagrave.) Dans un grand nombre de cas, les malades subissent des rechutes plus ou moins graves sous l'influence des conditions qui sont encore peu connues. (Obs. de M. le prof. Queirel, II, V, VII, VIII, IX, X, XI, XII, XIII, XVIII, XXV, XXX.) (Obs. de la clinique Baudeloque I, 9.)

Quelquefois la broncho-pneumonie ou pneumonie se complique de pleurésie purulente (v. obs. Gustave Meyer, p. 13), et d'autres manifestations suppuratives ou infectieuses. (Observation XXIX de M. Queirel et III de M. Labadie-Lagrave. Dans le premier cas il s'agit d'une phlébite, dans le deuxième de conjonctivite purulente. Enfin l observation VI (Gustave, Meier, abcès de la glande vulvo-vaginale).

C. Ces derniers cas peuvent servir en quelque sorte de transition entre les exemples de grippe à complications pulmonaires graves et ceux, où les *déterminations suppuratives* de l'influenza éclatent dans les régions, qui ont une relation plus intime avec la zone génitale. Examinons par exemple l'observation I de Labadie-Lagrave. Une jeune femme de 21 ans, au huitième mois de la grossesse, est prise de céphalée, d'embarras gastrique, vomissements, et de forte élévation de température ; quatre jours après elle ressent un violent point de côté, on l'examine et on constate une matité au tiers moyen du poumon droit. Six jours après, l'accouchement a lieu sans complications, la délivrance est complète, la fièvre tombe et il reste un peu de toux. Tout semblait faire prévoir une terminaison heureuse lorsque tout à coup la malade est reprise à nouveau de douleurs très vives, mais cette fois du côté de la base du poumon gauche ; la température s'élève à nouveau, l'état général s'aggrave ; cela dure environ huit jours, mais la malade n'en est pas quitte avec tous ces accidents et quinze jours après l'accouchement elle ressent une vive douleur dans la fosse iliaque droite. Il se déclare alors un phlegmon au ligament large, qui s'étend peu à peu jusqu'à la région iliaque, et finalement dans la région fessière. L'incision donne issue à trois quarts de litre de pus.

L'observation VIII (Labadie-Lagrave) n'est pas moins intéressante. Ici il s'agit aussi d'une jeune femme de 19 ans, qui subit plusieurs poussées de broncho-pneumonie, quatre jours après son accouchement elle ressent une vive douleur dans la fosse iliaque gauche, c'est là le début d'une *phlegmatia alba dolens*. Quinze jours après cette détermination la température s'élève de nouveau et on voit qu'il se forme un abcès au sternum et à la base de la cuisse gauche.

Voyons maintenant les observations, où la grippe est compliquée d'inflammation de la zone génitale. Malheureusement elles ne sont pas à l'abri de toute critique. C'est ainsi que chez Gustave Meier on trouve un cas (obs. V) où il s'agit de fièvre compliquant les suites de couches. L'auteur croit pouvoir l'expliquer par l'endométrite grippale, mais quand on relit attentivement l'observation on voit que la délivrance a été incomplète, et qu'on a été obligé de remettre la main dans l'utérus pour éloigner les débris placentaires, qui ont été cause d'une hémorrhagie secondaire.

L'observation VII du Dr Ruffié n'est pas plus concluante, car malgré l'affirmation de l'accoucheur que toutes les précautions antiseptiques étaient prises, la femme a été secouée de frissons, la température s'est élevée à 39°, des douleurs dans la région lombaire se sont déclarées. Peut-être l'observation XIII est-elle plus probante.

Ici, le soir même de l'accouchement, la femme est prise

de plusieurs frissons, accuse un grand mal de tête, et la température s'élève à 39°,8.

Dans l'observation d'Amann I on trouve des manifestations pulmonaires (pneumonie catarrhale et abcès dans les poumons), un thrombus purulent dans un vaisseau placentaire, et du pus dans le péritoine.

Que devons-nous conclure de tous ces exemples ? Mais avant voyons quel est le sentiment des auteurs qui ont travaillé le sujet.

Mijniïeff ne croit pas que l'influenza puisse imprimer aux suites de couches un caractère anormal.

Pour *Boutin* (1) qui reproduit les idées de M. le Dr Lejars, le bacille de Pfeiffer n'est pas facilement pyogène et les suppurations post grippales sont dues ordinairement, soit au pneumocoque, soit au streptocoque.

Pour Amann l'influenza ne modifie nullement les suites de couches.

Labadie-Lagrave croit que la grippe prédispose à l'infection puerpérale.

Alexandre Petit (2) considère que la grippe agit comme une porte d'entrée aux microbes les plus différents, qui subissent une exaltation pathogène sous l'influence des produits toxiques, sécrétés par le microbe spécial de cette malade.

Pour le Dr *Chantemesse* (3), la grippe favorise dans l'organisme qu'il frappe, la culture des microbes qui sans elle auraient été détruits. Aussi les infections secondaires sont-elles habituellement produites par les organismes qu'on

(1) Boutin. Thèse de Paris, 1893, p. 57.

(2) Alexandre Petit. De l'infection par le streptocoque, etc. Thèse de Paris.

(3) Chantemesse. Bulletin médical, 20 mars, 1892.

trouve à l'état normal, le strepto, pneumo et staphylocoque.

Cette dernière opinion est ordinairement combattue par *Krönig* (1) et *Winter.* (2), qui affirment qu'à l'état normal l'utérus et les trompes ne contiennent pas de microbes pathogènes.

Voilà bien des opinions contradictoires et à l'heure qu'il est, malgré le nombre de documents apportés, on s'avancerait beaucoup trop en affirmant que la grippe seule donne lieu à des métro-péritonites puerpérales, quoique bien d'observations semblent suggérer la possibilité d'une telle complication. Lorsque la grippe peut se compliquer de pleurésie purulente, d'abcès du sternum, d'abcès de la fosse iliaque, de phlegmatia alba dolens, on ne sait pas pourquoi elle ne pourrait amener les suppurations dans les lymphatiques de l'utérus, par cela même la métrite ou la métropéritonite.

Peut-être toutes ces complications sont-elles indépendantes du microbe de Pfeiffer et qu'elles se produisent sous l'influence du streptocoque et staphylocoque dont l'action est aussi facilitée par le travail ou la préparation de l'agent pathogène de la grippe. C'est aux travaux et aux recherches bactériologiques qu'il est réservé de trancher d'une façon définitive la question.

Ce qu'on peut affirmer au point de vue clinique c'est que l'involution utérine est ici retardée, la sécrétion lactée amoindrie, de même qu'on peut constater une diminution notable des lochies.

N° 41.
Observation (G. Meier, p. 43).

Une femme de 33 ans, sextipare est atteinte d'influenza à la fin de sa grossesse ; bientôt apparaissent les douleurs qui

(1) Krönig. Centralblatt für Gyn., 1895 n° 16, p. 325.
(2) Winter. *Ibid*, n° 9, p. 400.

ne font pas avancer le travail. Avant tout secours, survient
une rupture de l'utérus; après une version l'enfant est extrait
par le pied et après laparotomie, la déchirure est recousue.
Suites de couches normales, mais elle tousse jusqu'au huitième
jour. A partir de là pneumonie purulente qui a duré jusqu'au
dix-septième jour et qui est compliquée de pleurésie. Après
cela, thoracentèse avec écoulement putride. Le 15 mai,
quatre mois plus tard, la patiente part guérie.

N° 45

Observation I (Amann).

La malade, 22 ans, primipare, au commencement du 9ᵉ mois
de grossesse fut longtemps en traitement à l'hôpital pour
des végétations, fleurs blanches et cystite, y fut atteinte
d'influenza avec symptômes nerveux très graves. En
même temps commencèrent les douleurs et elle fut aussitôt
transportée à la Maternité, où elle accoucha bientôt, avec des
douleurs très intenses, d'un enfant vivant mais pas tout à
fait à terme.

Dans les suites de couches, manifestations nerveuses très
graves, coma, délire, bronchite intense. Température d'abord
39°,5, du côté des organes génitaux rien. Le cinquième jour,
un exanthème (lichen urticatus?) sur tout le corps, excepté
sur la tête.

Les manifestations catarrhales et nerveuses deviennent
plus graves avec matité aux deux bases et des râles de petit
et moyen calibre. Température du soir 40°,4. Le dixième jour
des symptômes nerveux; mal au ventre et sensibilité de l'abdomen.

Le quatorzième jour, après l'accouchement, mort de la malade et deux jours après mort de l'enfant.

A l'autopsie : pneumonie catarrhale et abcès dans les poumons. Les vaisseaux lymphatiques dans le paramétrium et
dans les parois utérines n'étaient point augmentés de volume,
ni rougis. Dans l'appareil génital rien d'anormal, seulement
à la place du placenta on a trouvé un trombus purulent dans

un vaisseau. Dans le péritoine il y avait du pus et M. le professeur Emmerich y a trouvé des streptocoques de la fièvre puerpérale.

Dans les trompes remplies de pus on n'a pas trouvé de gonocoques. M. le professeur Bollinger, qui a fait l'autopsie, a constaté que le processus dans les poumons était caractéristique pour l'influenza; on a trouvé le pneumocoque de Friedländer, ainsi que chez l'enfant mort, qui a succombé aux suites de l'influenza.

Chez la mère on a rencontré dans plusieurs organes le streptocoque de la fièvre puerpérale, mais dans le sang point de microbes.

N° 46

OBSERVATION V.

(In thèse G. Meier.)

Femme E.., 28 ans, secondipare. Prétend avoir eu deux fois la pneumonie. Dernières règles le 10 avril. Accouchement le 3 janvier normal avec rupture artificielle de la poche. O I D P. Le même soir fièvre sans aucun autre malaise. A passé une bonne nuit, à midi perd beaucoup de sang; l'opérateur introduit la main et retire des lambeaux de placenta. L'utérus se contracte bien (2 doigts au-dessous de l'ombilic). Lochies normales. Abdomen mou. La nuit petit frisson, qui dure vingt minutes, après la fièvre; dort bien. Le matin fièvre sans aucun malaise. Injection intra-utérine, il sort avec le liquide de petits lambeaux d'un rouge grisâtre. L'utérus gros et flasque : le septième jour même état, injection intra-utérine et ergotine Le soir commence la toux, qui dure quelques jours. Suites de couches normales.

1er jour........	37,0 matin,	39,1 soir.
2e —	38 —	37,0 —
3e —	40,5 —	41,1 —
4e —	37,5 —	38,6 —
5e —	37,0 —	38,1 —

N° 47

OBSERVATION VI.

(In thèse G. Meier.)

Femme G.., 28 ans, secondipare. Bien réglée; premier accouchement et suites de couches normales. En juillet 1879, pleuropneumonie du côté droit. Dernières règles le 25 avril 1870. Accouchement prématuré le 3 janvier 1880. Accouchement et suites de couches normales. La parturiente est atteinte d'une bronchite à laquelle elle-même n'attachait pas d'importance. Tousse peu, ne crache pas. L'abdomen mou, flasque peu sensible; l'utérus à l'ombilic, pas douloureux. Lochies sanguinolentes.

Le 2° jour l'utérus se contracte lentement, toux.

37°,3 à 38°.

Le 3° jour la température monte, on l'attribue à la turgescence des seins.

30° à 37°,9

Le 4° jour dort et a de l'appétit. Son état n'explique pas la fièvre 30° à 37°,8.

Le 5° jour 38°,0 à 40°.

Le 6° jour dort mal, mal en train, courbature, visage enflé, la conjonctive enflammée, mal de tête, soif, la rate n'est pas augmentée. L'abdomen flasque, l'utérus se contracte. Pas sensible au toucher.

Le 8° jour on fait une injection intra-utérine qui amène un liquide brunâtre avec de petits lambeaux. Frisson.

37°,3 à 41°1.

Le 10° jour point de côté, respiration rude, la grande lèvre gauche enflée et douloureuse jusqu'au canal inguinal. Deux jours après, écoulement muco purulent du vagin. Rougeur et fluctuation dans la glande de Bartholin, qu'on incise. Il en sort une grande quantité de pus. La fièvre se maintient moyenne et ne disparaît complètement que le 1er février. La toux dure jusqu'au 25 janvier. Le retour de règles le trente-sixième jour.

S.   8

N° 48.
Observation inédite
(De M. le D' Remy à Nancy.

Secondipare. Accouchement spontané. Attaque d'influenza pendant la puerpéralité.

Mme L..., accouche pour la deuxième fois en janvier 1892. Je suis appelé pour la période d'expulsion. Expulsion normale d'un garçon bien vivant. Délivrance normale. Cette dame ressentit un grand chagrin quand elle s'aperçut qu'elle avait un second fils. Le lendemain je la trouvai avec un violent mal de tête, et me dit avoir eu un frisson après sa toilette. Le thermomètre marque 39°.8, elle se plaint de coliques et d'une douleur au niveau de l'utérus. Lochies peu abondantes, normales d'apparence. Je fais mettre un cataplasme laudanisé fais donner des injections antiseptiques et je prescris de la quinine.

La température resta élevée et le mal de tête violent. Le lendemain il y avait une forte fluxion mammaire, mais la fièvre et la céphalalgie persistaient. Le faciès ne rappelait en rien l'infection puerpérale. Le ventre s'était bien calmé, il restait encore un peu de sensibilité de la corne gauche ; pas de ballonnement. Comme on était en pleine épidémie d'influenza je pensai que nous avions à faire à l'influenza. Malgré mes craintes pour la lactation je prescrivis de l'antipyrine. 4 grammes en vingt-quatre heures abaissèrent la température et calmèrent les douleurs de tête.

Le lendemain 38°, antipyrine ; lochies rosées, plus abondantes, ventre souple, guérison. Les suites de couches ne présentèrent plus rien de particulier.

L'enfant avait périclité pendant ce temps, respirait mal, se plaignait et buvait mal ; râles dans les poumons, on lui donne à la cuiller le lait d'une nourrice. Mort de l'enfant, vraisemblablement de complications pulmonaires liées à l'influenza.

N° 49

OBSERVATION LV Inédite. (Clin. de la rue d'Assas).

18 janvier 1800, à terme.

Femme C.., 28 ans, quintipare de bonne constitution.

(4 Accouchements à terme, 3 sommet et 1 siège.)

Premières règles à 11 ans, depuis régulièrement.

Dernières règles du 6 au 14 avril 1889, a eu pendant la grossesse albumine (régime lacté), varices, Constipation.

Leucorrhée. Premières douleurs, 1 heure matin, 18 janvier 1800. Rupture des membranes 6 h. 30. Dilatation complète 6 h. 45 18 janvier.

Expulsion spontanée à 7 heures matin 18 janvier O I G T réduite. Durée totale du travail six heures. Durée depuis la rupture trente minutes, depuis la dilatation comparée quinze minutes. Délivrance spontanée 7 h. 45 matin 18 janvier. Placenta 670 grammes. Cordon 70 centimètres. Enfant (garçon vivant) 4.000 grammes. Dans les suites de couches toux, tranchées, diarrhée (forme abdominale de la grippe?)

Température maxima 37°,4.

Sortie le 1er février en bon état, l'enfant aussi.

N° 50

OBSERVATION IX, inédite. (M. le prof. Quelrel).

Grippe. Accouchement à terme.

Femme S..., 30 ans, arrive le 11 février, en travail. Sommet. Rupture artificielle à dilatation complète. Accouchement normal. 1er jour, T. 38°,4, sans que rien d'anormal se soit manifesté. État général excellent : rien aux seins, ni du côté de l'utérus, ni du tube digestif, toux insignifiante. Cependant la température monte à 40° pendant trois jours et tombe brusquement le 6° jour. Rétablissement rapide. Enfant 3.050 grammes. Sortie le 21 février 1895.

Température avant l'accouchement, le 11 février :

	Après l'accouchement.			Après l'accouchement.
11 février		38,3	15 février	40
12 —	37,8	39	16 —	37,6	38
13 —	38	40,2	17 —	37,2	37,4
15 —	37,4	40	18 —	37,2	37,4

Nº 51

 OBSERVATION inédite (Clin. de la rue d'Assas).

Grossesse gémellaire, octipare à terme.

S. R..., 34 ans, de bonne constitution (promontoire accessible). Toujours bien réglée.

Dernières règles, 24-28 février 1889. Pendant la grossesse vomissements, varices et œdème des membres inférieurs.

Début du travail 5 novembre 1889, 8 heures du soir.

Rupture des membranes 1º 0 h. 30 matin et 2º 0 h. 40 matin 6 novembre 1889.

Dilatation complète 9 heures matin, 6 novembre 1889.

Expulsion du 1ᵉʳ fœtus 9 h. 35 matin et du 2ᵉ à 10 h. 30 matin, 6 novembre 1889. La présentation était pour le 1ᵉʳ, siège décomplété (fesses), le 2ᵉ était momifié.

Durée totale du travail quatorze heures trente.

Durée de la période d'expulsion après la rupture des membranes cinq minutes (fœtus momifié), et cinquante minutes pour le siège. Délivrance spontanée à 11 h. 5 matin, 6 novembre 1889. Il y avait 2 poches séparées.

2ᵉ Enfant, fille forte, 4.200 grammes, 51 centimètres. 1ᵉʳ fœtus momifié 110 grammes, 10 centimètres.

Suites de couches, maximum de la température était 40°,5. Bronchite grippale. Gerçures du mamelon. La mère est sortie le 22 novembre 1889 sur sa demande formelle. Enfant bien portante (4.010 grammes).

Nº 52

OBSERVATION XXV inédite (de M. le prof. Queirel)

Grippe. Accouchement à 7 mois spontané.

J. P..., primipare, 21 ans, accouche prématurément sans cause apparente, comme la rupture des membranes n'a lieu qu'à la dilatation complète. Température reste normale jusqu'au soir du cinquième jour. Le sixième nous constatons un point (pneumonie) du côté droit et une bronchite grippale. Enfant 1.535 grammes, passe à la crèche. Oxyde blanc. Vésicatoires, etc.

Température avant l'accouchement, 4 février : normale.

Après l'accouchement.		T. M.	T. S.		Après l'accouchement.		
					11 février	37	38,4
5	—	37,5	37,5		12 —	37,7	38,4
7	—	37	37,4		12 —	37	38,7
8	—	37,1	37,4		13 —	37,2	38,5
9	—	37	37,7		14 —	37	37
10	—	36,9	38,2				

N° 53

OBSERVATION XXXI inédite (prof. Queirel).

Grippe. Accouchement 8 m. 1/2 spontané.

Femme R..., 25 ans, gardait le lit depuis le 28 février 1895 pour une forte courbature (grippe). Elle entre à la Maternité le 4 mars en travail, rien de particulier ; rupture des membranes spontanée à la dilatation complète. Le troisième jour la fièvre s'allume. Nous nous demandons si ce n'est pas là une variole, car il y a un rasch sur le thorax et l'abdomen. Le cinquième jour, voyant la température dépasser 39°, nous donnons par précaution une injection intra-utérine, mais la température remonte à 40° le lendemain. A l'auscultation râles sous-crépitants nombreux. Frictions avec de la térébenthine. Oxyde blanc. La température tombe et ne monte plus.

Température avant l'accouchement, 3 mars, 37°.

Après l'accouchement.				Après l'accouchement.		
		37,1		4 mars	38,2	39,2
				(Injection intra-utérine).		
4 mars	37,1	37,4		9 —	37,9	38,2
5 —	37	37,6		10 —	39	40
6 —	37	38,4		11 —	39,8	37,9
7 —	37,5	38				

N° 54

OBSERVATION XI inédite (M. le prof. Queirel).

Accouchement à terme. Symphyséotomie. Bronchite grippale.
Pneumonie.

J. M..., 26 ans, secondipare, entrée le 11 février 1895,

Sommet. O I D T. Procidence du cordon. La dilatation n'est pas suffisante pour introduire la main, mais le ballon de Champetier peut maintenir le cordon réduit. Les membranes rompues depuis trois heures. Quoique accouchée la première fois spontanément, la tête ne s'engage pas. Rétrécissement du bassin de 8 1/2 centimètres. A 10 h. 20 dilatation complète. Symphyséotomie.

Les 12, 13 et le 14 au matin, température normale, quoique la femme eût beaucoup toussé ; le 14 soir 38°,4. Bronchite grippale, puis le 19, ascension brusque, 40°,2. Pneumonie, crépitation, crachats rouillés, etc. La malade urine chaque fois qu'elle tousse. Elle va sous elle, ce qui fait qu'un point superficiel a suppuré. Malgré cela le neuvième jour je constate et fais constater à plusieurs élèves et au chef de clinique que la symphyse est consolidée. Enfant 2.000 grammes. Sortie en bonne santé.

Température avant l'accouchement, 11 février : 37,0.

	Après l'opération.				Après l'opération.	
	T. M.	T. S.			T. M.	T. S.
		37,2	18 février		38,1	36,9
12	—	37,2	37,0	19	—	40,9	38,6
				(Pneumonie).		
13	—	36,8	36,8	20	—	39,6	37,6
14	—	36,4	38,4		—	39,8	37,7
	—	36,8	37,3		—	39,6	38,6
	—	37,3	39,8		—	38,6	37,5
17 février	38,2	37,6				

N° 55

OBSERVATION XXI inédite (M. le prof. Queirel).

Grippe. Accouchement à terme spontané.

Femme M..., 20 ans, atteinte d'influenza depuis quinze jours, entrée le 13 mars 1895 avec dilatation complète O I G A. On perce les membranes et tout se fait spontanément. Mais la femme tousse et accuse 38°,3 après l'accouchement. Oscillations autour de 38° et ascension brusque le sixième jour, correspondant à la congestion à la base du poumon droit

— 110 —

(carbonate d'ammoniaque à l'intérieur et térébenthine à
l'extérieur). Amélioration rapide. Sortie le treizième jour.
Enfant 2.500-3.140 grammes.

Température avant l'accouchement, 12 mars, 37,7.

Après l'accouchement.			Après l'accouchement		
		38,3	17 mars	37,5	38,9
13 —	37,3	38,3	18 ~	37,1	38,1
14 —	37,5	38,3	19 ~	37	37,1
15 —	37,5	38	20 ~	37	37,1
16 —	37	37,7			

N° 56

OBSERVATION XXII inédite (M. le Prof. Quetrel).

Grippe. Accouchement à terme appazlané.

Femme G..., 27 ans, est grippée depuis un mois quand elle
accouche. Elle entre à la Maternité le 9 février 1895. Jusqu'au
25 février rien, quand survient une toux violente, céphalalgie
intense, anorexie, courbature générale. T. 38. L'état reste
stationnaire pendant quinze jours.

Le 12 mars douleur violente du côté gauche, la température
ne monte pas (révulsifs, lait, tisane pectorale).

Le 15, la douleur est plus forte, bien qu'à l'auscultation
on ne trouve que des râles sibilants et ronflants un peu ar-
tout (frictions huile de croton).

Le 23. Accouchement normal d'un enfant de 2.900 grammes.
La température, qui n'a jamais été élevée, tombe définitivement le quatrième jour. Enfant a 3.170 grammes à la sortie.

Température avant l'accouchement, 23 mars 37.

Après l'accouchement.			Après l'accouchement		
		38	26 mars	37,6	37,6
24 Mars	38	37,7	27 —	37,4	37,6
25 —	37,6	38	etc, maxim,		37,6

N° 57

OBSERVATION XXIII inédite (M. le prof. Quereil).

Influenza, accouchement à 7 mois. Session.

Femme D..., 22 ans, primipare, entre à la Maternité le

20 février pour menaces d'accouchement prématuré. *Malgré le repos malin du lendemain elle est prise de douleurs dans les reins, et perd les eaux.* Elle se plaint seulement d'une forte courbature et du côté droit. Quoique la température ne soit pas élevée on donne une injection intra-utérine ayant nécessité *la version* (épaule droite). *Après l'accouchement la température descend à 37°*, puis oscille sous l'influence d'une bronchite grippale et d'un point congestif à la base droite. Jamais du côté des organes génitaux.

Température avant l'accouchement, 20 janvier : 37,3.

Après l'accouchement.			Après l'accouchement.		
		37,8	28 janvier	37	37,3
21	—	37,7	37,4	29	—	38,9	38,6
22	—	37	37,8	30	—	38	38,0
23	—	38	38,9	31	—	37	39,2
24	—	38,6	38	1er février	37	38
25	—	38,0	37,8	2	—	36,5	38,4
26	—	36,6	36,2	3	—	37	37,8
27	—	38,5	37,8	4	—	36,7	37,2

N° 58

Observation III inédite (M. le prof. Queirel).
Accouchement le 10 janvier. Influenza

Femme G. ,, 20 ans, est dans le service depuis le 20 novembre 1891. Quelques jours avant son accouchement elle est prise de toux, a mal à la gorge, sans température. Accouchement normal, spontané à terme OIDP. Fœtus 3.685. Rien de particulier les quatre premiers jours. Le cinquième, la toux prend un caractère fatigant, incessant, douleurs de la tête et dans les membres, pleurodynie, la température s'élève. Rien du côté des organes génitaux ni du ventre. Après quelques oscillations la température baisse et la malade sort en bonne santé le treizième jour.

Température avant l'accouchement, 18 janvier.

Après l'accouchement.				Après l'accouchement.		
	T. M.	T. S.			T. M.	T. S.
		38°,3	25 janvier		37,4	38
19 —	38,6	37,4	26 —		38,7	37,9
20 —	37,9	37,3	27 —		37,4	37
21 —	37,4	37	28 —		37,6	37,4
22 —	37,2	37	29 —		37,6	38,4
23 —	37,8	37	30 —		37,6	37,8
24 —	38	37,6	31 —		37,6	

N° 59

OBSERVATION IV inédite (M. le prof. Queirel).
23 janvier 1895.

Mme F..., 30 ans, primipare, accouche à terme et normalement d'un fœtus de 2.500 grammes. Tout se passe bien quand le cinquième jour une forte élévation de température nous rend anxieux, car nous avons cru à la variole. Le lendemain une éruption d'herpès énorme, mais bien limitée autour de la bouche se montre et le surlendemain la fièvre tombe. La malade sort bien portante le douzième jour.

N° 60

OBSERVATION XIV inédite (M. le prof. Queirel).

Fille A..., 26 ans, secondipare arrive avec la dilatation complète et la poche rompue, température normale. Accouchement normal le 2 février 1895. Le quatrième jour, céphalalgie, toux. Le huitième jour fortes douleurs de la tête. Tempérarature monte à 30°,5.

Etat général bon, rien du côté des seins, ni des organes génitaux, rien à l'auscultation. Etat légèrement saburral. La malade sort le quatorzième jour bien portante. Maximum de la température jusqu'au huitième jour 37°,7. le huitième 30°,5 et puis descend.

N° 61

OBSERVATION V inédite (M. le prof. Queirel).
Femme D..., primipare, 28 ans, entre le 23 janvier 1895.

Elle accouche le 25 janvier normalement d'un enfant de 3.205 en O I D P. Etat général parfait jusqu'au quatrième jour, puis malaise, céphalalgie, etc., toux, T° 38. Rien du côté de l'utérus, ni des annexes, ni au tube digestif. Diagnostic, influenza avec bronchite. Le cinquième jour 40°·1. On lui enlève son enfant et le fait passer dans le service de médecine, d'où elle sort complètement guérie le 10 février.

Température avant l'accouchement, 23 janvier : 37,4.

	T. M.	M. S.			T. M.	T. S.
Après l'accouchement.				Après l'accouchement.		
		38,0	27 janvier		37,1	38
24 —	38,0	37,4	28	—	37,4	40,1
25 —	37.4	37,2	29	—	37	
26 —	37,1	37,3				

(Passe dans le service de médecine.)

N° 62

Observation IV inédite (M. le prof. Queirel).

Femme J..., primipare 18 ans, entrée le 20 janvier 1895 avec la poche percée et la dilatation complète ; température 37°. Accouchement spontané à terme. Le cinquième jour, la température s'élève brusquement après frisson : craignant quelque infection on donne une injection intra-utérine mais les symptômes de la grippe (courbature, céphalalgie, toux violente) se déclarent et expliquent l'ascension de la température jusqu'à 40°. Deux jours après la malade se sent bien, la toux seule persiste jusqu'à sa sortie le 10 février 1895. Enfant 2.700 grammes (bien portant).

Température avant l'accouchement, 29 janvier : 37,2.

	T. M.	M. S.			T. M.	T. S.
Après l'accouchement				Après l'accouchement.		
29 janvier	37,2	37,6	30 janvier		37,9	38,8
30 —	36,7	37,0	—		37,6	37,6
—	36,8	38,0	—		36,8	37
(Injection intra-utérine).						
30 janvier	39,4	40				

N° 63.

OBSERVATION VI inédite (M. le prof. Queirel).

Mme B..., 23 ans, primipare, entrée dans le service depuis quelques jours, prise de toux continuelle et avec expectoration muqueuse abondante; douleurs thoraciques, céphalalgie, température normale.

Elle accouche le 6 février 1895 normalement d'un fœtus de 3.300 grammes. Les quatre premiers jours, l'état reste le même. Le cinquième jour céphalalgie plus violente. T. 38°. Injection intra-utérine par précaution, car rien ne se manifesta du côté de l'utérus. Température ne baisse pas, elle n'est pourtant pas très élevée, 38°,5 maximum. A l'auscultation quelques râles crépitants fins à la base des deux côtes. Amélioration rapide, la malade sort le douzième jour.

N° 64

OBSERVATION inédite VII (M. le prof. Queirel).

A. Ch..., quintipare, 34 ans entre le 3 février 1895. Le 7 février la poche se rompt brusquement et le travail marche avec une grande rapidité, à minuit elle était délivrée. Fœtus 3.215 à terme, O I D P. Les premiers jours la température reste stationnaire, mais la femme se plaint de malaise général, céphalalgie pas de toux. Le cinquième jour, ascension brusque à 40°,5. Rien dans les organes génitaux. Injection intra-utérine par précaution et des injections vaginales deux fois par jour, mais la température monte à 40°,8. Malgré cela la femme ne se sent pas mal et le dixième jour la température baisse définitivement. La malade sort le dix-huitième jour bien portante. L'enfant était mis à la crèche le cinquième jour.

Après l'accouchement			Après l'accouchement.		
	T. M.	T. S.		T. M.	T. S.
		37,7	13 février	39,4	40,4
8 —	37	37,4	14 —	39	40,3
9 —	37	37,4	15 —	38,8	40,3
10 —	37,2	37,5	16 —	37,7	38
11 —	37	37,6	17 —	37	37,3
12 —	37	40,4	18 —	37	37,2
13 —	39,3	40,8			

N° 65

OBSERVATION XII, inédite (M. le prof. Queirel).

Grippe. Broncho-pneumonie. Accouchement à terme.

S... (Th.), 21 ans, primipare. Entrée 11 février 1895. Les membranes percées. Dilatation complète. L'état général révèle de la souffrance et de l'anémie. Elle prétend avoir eu l'influenza qui l'a fait débiliter. Le 2ᵉ jour, T. 39. Injection intra-utérine, pas de résultats, rien. La température monte, 40°,5, puis baisse brusquement comme dans l'infection. Rien du côté du ventre, ni de l'utérus, rien d'appréciable dans la poitrine malgré la toux et la pleurodynie assez fortes. Aconit. Le 4ᵉ jour, râles sibilants, un peu d'engouement du côté droit à la base (digitale, frictions térébenthinées). Le 6ᵉ jour, crépitation fine à droite (vésicatoire, lait), carbonate d'ammoniaque, purgatif, chute de température et bientôt nouvelle ascension. Crachats rouillés. Broncho-pneumonie intense. La malade sort guérie le 20ᵉ jour.

	Après l'accouchement			Après l'accouchement	
11 février	37,2	37,0	23 février	40°	41°
12 —	37,0	39,0	24 —	39	40,5
(Injection intra-utérine)			25 —	39	41,5
13 février	39,5	40,5	26 —	38,5	40,5
14 —	38°	37,7	27 —	37,6	39,8
15 —			28 —	37,1	40,4
16 —	37,8	38,5	1ᵉʳ mars	37,6	39,6
17 —	39°	39,5	2 —		
18 —	37,7	38°	3 —	37,6	39,5
19 —	39,2	38,5	4 —	37,4	38,4
20 —	40,5	39°	5 —	37,1	37,8
21 —	37,3	40,7	—	39,9	37,2
22 —					

N° 66

OBSERVATION XIII, inédite (M. le prof. Queirel).

*Grippe avant l'accouchement. Accouchement à terme, spontané,
normal. Pneumonie dans la puerpéralité.*

Femme S..., 28 ans. Arrive de la ville le 17 février 1893 avec
un certificat d'un docteur attestant qu'elle a eu l'influenza
pendant une semaine. Elle tousse en effet beaucoup et se
plaint de fortes douleurs dans la tête et dans les membres,
elle est incapable de se tenir debout. T. 39°. Accouchement
spontané, normal le 19 février. La température descend après
l'accouchement, puis remonte le lendemain à près de 40°. Rien
du côté de l'utérus, ni du ventre. A l'auscultation, broncho-
pneumonie grave. On envoie la malade dans le service de
médecine, d'où elle sort guérie le 25° jour.

	Après l'accouchement				Après l'accouchement	
19 février		37,5		25 février	39	39,2
20 —	36,9	39,9		—	38,6	40,2
25 —	39,5	39,5				

Broncho-pneumonie. Service de médecine.

N° 67

OBSERVATION XVIII, inédite (M. le prof. Queirel).

Accouchement à terme, spontané.

M.. 34 ans, multipare, entrée le 12 février 1895 à la Maternité. Jusqu'au 18, rien de particulier. Le 18, elle se plaint de
céphalalgie, d'anorexie et de courbature générale. Bronchite
grippale suivie d'une amélioration, si bien que le 27, jour de
l'accouchement, la température était normale. Mais le 5° jour,
ascension brusque, retour de la grippe avec tout son cortège
de phénomènes fébriles. Digitale, oxyde blanc, vésicatoires
volants. La malade sort en bon état de santé le 15° jour.
Enfant, 3.050 grammes; à la sortie, 4.020 grammes.

Température avant l'accouchement, 27 février, 37°,2.

	Après l'accouchement				Après l'accouchement	
27 février		37,6		5 mars	38	38,4
28 —	37,2	37,4		6 —	37,5	38
1er mars	35	37,2		7 —	37,3	37,5
2 —	37,4	39		8 —	37	37,5
3 —	37,8	38,4		9 —	37,3	37,8
4 —	39	39,4				

N° 68

OBSERVATION I, inédite (M. le prof. Queirel).

Hôpital Conception. Salle de la Maternité à Marseille, n° 7.
Grippe légère avant et pendant l'accouchement normal.

Femme L...., entrée dans le service depuis le mois d'octobre 1894, est prise de toux le 10 janvier 1895 et d'une forte courbature avec céphalalgie. Le 12, la température monte seulement à 38°. Râles sibilants. Le 15, elle accouche à terme spontanément. L'accouchement est normal. La toux persiste, mais la température est normale. Ça a été une petite atteinte d'influenza. Enfant, 2.500 grammes. Maximum de température, 37°,8 au 8e jour de puerpérisme.

N° 69

OBSERVATION XIX, inédite (M. le prof. Queirel).
Accouchement à terme spontané.

Femme E., 24 ans, entrée le 28 février 1895, toussant sans température. Le 4 mars, elle accouche normalement; le 3e jour, elle est prise de céphalalgie, de douleurs lombaires et la toux s'exaspère; cependant, rien à l'auscultation. Le lendemain, matité à droite, quelques crépitants de congestion. Digitale, aconit, vésicatoires. Le 10e jour, plus rien. La malade sort le 15 mars bien. Enfant, 2.030 à 2.870 grammes.

	Après l'accouchement				Après l'accouchement	
3 mars		37,2		8 mars	39	40
4 —	37,5	37,8		—	38,3	38,8
5 —	37,2	37,4		—	37,5	38
6 —	37	37,3		—	37,1	37,9
7 —	39	40				

N° 70
OBSERVATION XX, inédite (M. le prof. Queirel).
Amygdalite grippale.

B... (Angèle). Tout est normal jusqu'au 3° jour après l'accouchement. Le soir du 0 mars, vers 4 heures, frissons assez intenses, qui durent à peu près une heure. Face rouge, pouls rapide (90 à 100 environ). Rien du côté de l'utérus ou dans le ventre; rien du côté de la gorge, pas de toux. Les seins, notamment le gauche, sont assez durs. Pansement humide boriqué. Le 10° jour au matin, température élevée (39°,2). Deux jours après, le 12 à 2 heures après-midi, mêmes phénomènes, plus accentué. toutefois. Frissons plus violents, fièvre plus intense, langue saburrale. Rougeur du voile du palais et des amygdales, dont les cryptes renferment quelques produits pultacés. Dysphagie. Rien dans la sphère génitale. Les seins ne sont plus engorgés. Pas de toux. Le lendemain, les phénomènes généraux ont terminé d'intensité. L'enduit pultacé persiste. La température tombe définitivement le 13 au soir. L'état de la femme est satisfaisant, elle sort le 17 très bien portante. La culture a donné du streptocoque. Enfant, 2.110 à 2.370 grammes.

Température.

7 mars		37,2		13 mars	37,1	39,4
8 —	36,8	30,4		14 —		
9 —	36,6	37,7		15 —	36,6	36,5
10 —	39,2	36,8		16 —	38,2	36,8
11 —				17 —		
12 —	37,1	39,4				

Influenza et nouveau-né.

Si l'on consulte les auteurs, on voit que la grippe épidémique est exceptionnelle chez le nouveau-né, qui jouirait d'une certaine bénignité de la maladie. Les troubles respiratoires, si fréquents dans le premier âge, sont très rares chez le nouveau-né atteint d'influenza. C'est là du moins l'avis de Fiessinger (1) d'Oyonnax (Ain), de Comby (2), de Cadet de Gassicourt et Vinay (3) (p. 137).

Et cependant, les observations où l'influenza atteint la mère et l'enfant ne sont pas absolument introuvables, puisque Amann (5) cite deux cas, le Dr Townsend (6, un cas chez un enfant de 6 semaines; Ballantyne (7) chez un nouveau-né à la naissance; Hennig (8) pendant l'épidémie 1889-1890 ; deux cas de broncho-pneumonie, Labadie-Lagrave (9) (obs. VI), Heinemann (10), etc.

Voici comment Strassmann (11) décrit l'influenza chez le nouveau-né : l'influenza débute le 3e, 6e ou 9e jour.

Un symptôme sur lequel cet auteur insiste surtout, c'est

(1) Fiessinger. Voir M. le prof. Bouchard, *loc. cit.*

(2) Comby. Société médicale des hôpitaux, 7 février.

(3) Vinay. Traité des maladies de la grossesse, etc., Paris, 1894, p. 137.

(6) Townsend (C.-W.). Medical Record, 21 juin 1890, p. 714.

(7) Ballantyne. Edinbourgh med. Journal, Janvier 1894, p. 615.

(8) Hennig. Centralbl. f. Gyn., 1890, n° 34, p. 619.

(9) Labadie Lagrave. La grippe à la Maternité, dans La Médecine moderne, 1892, n⁰ˢ 7, 8.

(10) Heinemann. Intern. klin. Rundschau, 1890, p. 276.

(11) Strassmann. Influenza bei Neugeboren Zeitsch. f. Geburtshülf und Gyn. Bordeaux, XIX, Stuttgart, 1890, p. 49, etc.

l'abaissement notable de la température, et tandis que chez les enfants bien portants on trouve une température rectale de 36°,3 à 37°, chez les petits influenzés on constate une température de 35° et même de 32°,1, contrairement à l'observation de M. le prof. Runge, où la température a montée jusqu'à 39°,2.

En même temps on voit survenir du coryza qui forme rapidement des croûtes autour de l'orifice des narines. L'enfant respire difficilement et seulement par la bouche, la voix devient enrouée. Très souvent, on voit apparaître de la diarrhée. Strassmann dit que le cœur et le poumon accusent une grande activité qui semble destinée à compenser la perte de chaleur.

Les observations que nous avons pu nous procurer montrent qu'il y a en même temps un amaigrissement très sensible. (Obs. I, II, III, IV, clinique rue d'Assas.)

Les complications oculaires et auriculaires, d'après Comby, seraient les plus fréquentes à observer, surtout la pneumonie et la broncho-pneumonie, qui enlèvent les nouveau-nés atteints de grippe infectieuse.

Dans l'observation citée par Ruffié (obs. VII), l'enfant meurt au bout de trois jours avec de la contracture tétanique.

De nombreux auteurs et parmi eux, notamment, Vinay et Strassmann insistent sur la somnolence dans laquelle les enfants sont plongés. La durée de la maladie est variable. Dans les cas bénins, de trois à quatre jours.

Voilà, appuyés sur quelques documents, les symptômes que présentent les enfants nouveau-nés atteints d'influenza.

Reste à connaître l'enchaînement des phénomènes morbides. Par quel mécanisme les enfants deviennent malades; est-ce déjà dans la cavité utérine qu'ils contractent le germe

de la maladie ou est-ce après naissance par contagion?
C'est là une question qu'il faut résoudre et que les matériaux
actuels ne permettent pas de trancher.

N° 71

(OBSERVATION de P. Strassmann, page 42) résumée.

Une naine. L'enfant est extrait par l'opération césa-
rienne. La nourrice qui l'allaitait avait son bébé atteint
d'influenza, le nouveau-né est contaminé le 4° jour. Respiration fréquente. Le soir, l'enfant ne tette plus et n'avale que
difficilement le lait donné à la cuillère. Œdème des pieds et
du bas-ventre, Température 32°,1 rectale Le lendemain
matin 31°,4, le soir 35°. L'enfant était dans la couveuse. Le
10° jour, 31°,8. Soir, 35°,0. Pouls 160. Poids 2.210 grammes
(2.660 à la naissance). Le jour suivant, 33°,7. Œdème
diminue. Selles vertes. Pas d'albumine. A la base des deux
poumons, matité et râles. Lavements nutritifs. A midi, état
comateux, cyanose intense. L'enfant se remet encore une
fois. A 5 h 30 de l'après-midi, T. 34°,7. Pouls 92. A 6 h. 30,
pâleur et puis cyanose, respiration de Cheine-Stokes.
7 h. 30, mort.

A l'autopsie (prof. Roström), on trouve une pneumonie
aux bases. L'ombilic est cicatrisé. Rien dans les autres
organes.

N° 72

OBSERVATION (inédite) due à l'obligeance de M. le prof. Runge
La malade, 34 ans, septipare, est atteinte dans le dernier
mois de sa grossesse, d'influenza. Fièvre jusqu'à 39°. Pouls
120. Bronchite. Le 2° jour de la maladie des douleurs faibles.
Rupture spontanée de la poche des eaux, accouchement normal d'un enfant (avant terme) vivant (garçon). Température
de la mère 39,2, pouls 120. Après l'accouchement température

et pouls tombent et le lendemain tout est normal. Reconvalescence rapide. Suites de couches normales.

Le 3e jour, le nouveau-né tombe malade : fièvre (39,3 rectale), toux, coryza, etc. L'enfant est mis en nourrice. Trois jours après la fièvre tombe et l'enfant guérit. Le jour de l'accouchement, sept personnes de la même famille étaient atteintes d'influenza. La garde tomba aussi malade, mais la nourrice est restée bien portante.

Chez toutes les personnes, la maladie ne durait que trois jours.

N° 73

OBSERVATION I (inédite) Clinique d'Assas.

Grossesse gémellaire. Application de forceps sur le 1er jumeau. Version pelvienne par manœuvres internes sur le 2e jumeau, Procidence du cordon. Tertipare.

B...(Henriette) 29 ans, entrée le 18 décembre avec un souffle systolique à la base. Constitution normale. Le 1er accouchement était à terme, le 2e à 6 mois 1/2. Premières règles à 15 ans.

Dernières règles de 17-20 avril 1894, par conséquent neuf mois. Pendant la grossesse vomissement bilieux, céphalalgie, palpitations, leucorrhée, urines légèrement albumineuses. Apparition des premières douleurs le 21 janvier 1 h. 30 du soir.

Rupture des membranes artificielle le 22 janvier 1805, à 4 h. 30 du soir à la dilatation complète; il s'écoule une quantité notable de liquide amniotique normal. La tête est en O I D P. Les contractions utérines ne sont pas énergiques, M. Demelin essaye de tourner la tête, qui obéit lentement et se place en transverse. A 5 h. 1/2 l'état stationnaire et de plus la poche d'eau du second œuf vient s'engager jusqu'à la vulve entre les parois de l'excavation et la tête du 1er jumeau en avant de sa tête et gênant ainsi sa progression. M. Demelin fait une application de forceps et extrait un fœtus du poids de 3.050 grammes, 49 centimètres, fille, en bon état à 6 h. 5 du soir.

Aussitôt après, le toucher démontre que le second enfant se présente par son épaule droite en AIDP, avec procidence du cordon dont les battements sont très ralentis. Version par manœuvres internes et extraction du fœtus à 6 h. 15 du soir (garçon 2.550 grammes, 48 centimètres). Asphyxie mais ranimé par des frictions à alcool, bains.

Le cordon était comprimé par la tête du 1er fœtus.

La mère se trouve bien. A 6 h. 30 un placenta est expulsé, mais il est réuni à l'autre par un pont membraneux. A 6 h. 45 le second placenta est décollé et expulsé. Utérus se contracte mal et à 8 heures on retire 300 grammes de caillots de la cavité utérine. Injection chaude à l'iode.

La femme est très pâle. On donne du grog et oxygène. Une heure après nouvelle injection d'eau chaude et l'utérus se contracte mieux.

Durée du travail totale trente heure quarante-cinq.

Durée du travail depuis la rupture jusqu'à l'expulsion du 1er fœtus, une heures trente-cinq du 2e une heures quarante-cinq

1er Placenta 680 grammes, dépôts calcaires abondants. 1er cordon 55 centimètres, 2e 75 centimètres.

I

Suites des couches : coryza (grippe dans le service) céphalalgie

	T. M.	T. S.			T. M.	T. S.
23 janvier	36,8	37,6		31 janvier	37,8	38,9
24 —	37,3	37,4		1er février	38,2	38
25 —	37,6	37,9			37,8	37,6
26 —	37,7	37,6		3 —	37,3	37,9
27 —	37,2	39		4 —	38,8	40

(Injection intra-utérine d'iode *par acquit de conscience*, rien du côté génital).

28 janvier	37	36,9		5 février	37,2	37,3
29 —	37,4	37,4		6 —	36,9	37,7
30 —	38,6	38				

Sortie en bon état le 8 février 1895.

II

Les enfants morts tous les deux de pneumonie, température des enfants n'était pas prise. Nourris par deux nourrices différentes.

FILLE		GARÇON	
22 janvier	3,050 grammes	22 janvier	2,550 grammes
23 janvier	2,923 grammes	23 —	2,480 —
24 —	2,750 —	24 —	2,400 —
25 —	2,785 —	25 —	3,380 —
26 —	2,820 —	26 —	2,400 —
27 —	2,775 —	27 —	2,450 —
28 —	2,775 —	28 —	2,460 —
29 —	2,700 —	29 —	2,410 —
30 —	2,750 —	30 —	2,460 —
31 —	2,770 —	31 —	2,450 —
1er février	2,700 —	1er février	2,430 —
2 —	2,665 —	2 —	2,400 —
3 —	2,635 —	3 —	2,420 —
4 —	2,635 —	4 —	2,310 décès
5 —	2,600		
6 —	2,590		
7 —	2,610 décès le 8		
	11 heures du soir.		

N° 71

OBSERVATION II (Clinique d'Assas, inédite).
Rupture prématurée des membranes.

M... (Ch.), 10 ans, primipare, entrée le 15 février 1895. Constitution normale. Dernières règles 25-27 mai 1894. Premières douleurs, 14 février, 3 heures soir. Rupture des membranes 15 février, 3 heures matin. Dilatation complète, 15 février 3 h. 15 soir. Accouchement, 15 février 3 h. 45 soir, normal.

OIGA. Durée du travail vingt-quatre heures quarante-cinq. Durée depuis la rupture des membranes jusqu'à l'expulsion douze heures quarante-cinq.

Durée depuis la dilatation complète jusqu'à l'expulsion

trente minutes. Délivrance naturelle, le 15 février 4 h. 5, d'un placenta de 560 grammes, cordon 60 centimètres.

Garçon en bon état de santé de 3.200 grammes,50 centimètres, mais décédé le 26 février à la suite de pneumonie grippale. Mère sortie le 25 février 1805, en bon état.

TEMPÉRATURE DE LA MÈRE.

	T. M.	T. S.		T. M	T. S.
15 février		37,2	21 février	36,6	36,9
16 —	36,5	37°	22 —	37,2	39,4
(Injection intra-utérine).					
17 —	36,6	36,6	23 —	39,1	39,9
18 —	36,5	37,8	24 —	37,4	37,6
19 —	36,6	36,8	25 —	37,4	sortie
20 —	36,3	36,6			

POIDS DE L'ENFANT.

15 février	3.200	21 février		3.180
16 —	3.160	22 —		3.120
17 —	3.120	23 —		3.010
18 —	3.150	25 —		3.050
19 —	3.120	25 —		2.985
20 —	3.180			

Décédé le 26 février 1895, par pneumonie grippale, nourri par une nourrice.

N° 75
OBSERVATION III (Inédito, Clinique d'Assas).
Rupture prématurée des membranes.

K... (A.), 30 ans, secondipare, entrée le 18 février 1805, constitution normale. Petit kyste sur le segment inférieur. Fibrome du volume d'une petite noix sur la corne droite de l'utérus. Premières règles à 14 ans. Premier accouchement à terme spontané.

Dernières règles 12-20 mai 1804. Pendant la grossesse céphalalgie, vomissements, crampes dans les membres inférieurs. Premières douleurs, le 21 février 3 heures du matin. Rupture naturelle des membranes le 20 février 4 heures soir. Dilatation complète, 21 février 4 h. 5 matin.

Accouchement naturel, 21 février 5 heures matin, O I G A.

Durée totale du travail deux heures. Depuis la rupture des membranes jusqu'à l'expulsion, treize heures ; depuis la dilatation complète jusqu'à l'expulsion, cinquante-cinq minutes.

Délivrance naturelle, 21 février 5 h. 40. Placenta de 510 grammes 52 centimètres.

Garçon en bon état 5.070 grammes, 49 centimètres. Mort à 3 mois, pneumonie grippale. Mère sortie 6 mars, en bon état de santé.

TEMPÉRATURE DE LA MÈRE.

	T. M.	T. S.			T. M.	T. S.
21 février	36,4	38,3		24 février	36,4	36,8
22 —	36,3	38,8		25 —	37,1	38,5

(Injection intra-utérine).

| 23 — | 36,5 | 35,9 |

(Injection intra-utérine).

et ensuite la température est maximum 37°,7. La mère sort le 7 mars en bonne santé.

POIDS DU FŒTUS QUI

se plaint beaucoup, respire mal.

21 février	3.070		26 février	2 50
22 —	2.880		27 —	2.720
23 —	2.800		28 —	2.700
24 —	2.780		1 mars	2.620
25 —	2.760			

Décédé de pneumonie grippale. *Ophtalmie.* Nourri par une nourrice. Température 38°,8 le 2° jour.

N° 70

OBSERVATION IV (inédite). (Clinique d'Assas).

L.... (P.), 28 ans, secondipare. Constitution normale. Premier accouchement normal à terme.

Dernières règles, 1-3 juin 1891. 8 mois. Vomissements, céphalalgie, douleurs lombaires. Premières douleurs 20 février midi. Rupture naturelle des membranes, le 20 février 2 h. 20 matin à la dilatation complète.

Accouchement naturel à 2 h. 20 matin le 21 février 1895 en O I G A. Durée totale du travail quatorze heures vingt.

Délivrance naturelle, 21 février à 3 h. 25 matin. Placenta 380 gr. 12 (exploration négative), cordon 52 centimètres.

Garçon en bon état, 2.230 grammes, 44 centimètres, mort le 5 mars de pneumonie grippale, 2030 grammes. Mère sortie le 5 mars en bon état. Température maxima 37°,4.

POIDS DE L'ENFANT.

21 février	2.235	27 février	2 180
22 —	2 150	28 —	2 090
23 —	2.130	1er mars	2.010
24 —	2.180	2 —	2.010
25 —	2.140	3 —	2.030
26 —	2.120	4 —	2 040

Température jusqu'à 39°,9 le deuxième jour.

Décédé à 1 heure du matin de pneumonie grippale.

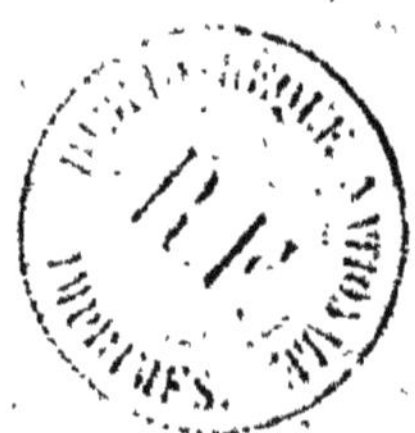

CONCLUSIONS.

1° Il n'est pas démontré que les femmes soient plus prédisposées à la grippe que les hommes, sauf peut-être à l'âge qui s'étend de 14 à 20 ans, l'époque de la puberté.

2° La femme à l'époque menstruelle semble plus exposée à contracter la grippe, qu'à toute autre période.

3° La grippe prédispose aux congestions utérines, aux ménorrhagies, aux métrorrhagies, aux pertes de sang pendant la période de l'aménorrhée, à l'exagération de l'écoulement pathologique (leucorrhée).

4° Quelquefois les métrorrhagies au cours de la grippe jouent le rôle d'un véritable phénomène critique.

5° La grippe peut produire des inflammations du coté de l'endomètre, du péritoine pelvien, des annexes, etc., etc. (des hémptocèles), parfois même la cystite et la néphrite.

6° La grippe accélère la croissance des tumeurs bénignes et malignes.

7° La grippe épidémique semble produire la diminution des naissances 8-10 mois après.

8° La grippe produit des avortements, des accouchements prématurés.

9° Le travail lui-même semble être plus languissant.

La poche des eaux peut se rompre sous l'influence de la toux aux différents moments du travail.

10° La grippe peut dans certains cas ne pas influencer les

suites de couches, dans d'autres, au contraire, on peut voir survenir des complications du côté de différents appareils (bronchite, bronchopneumonie, pneumonie, entérite, etc.).

11° La grippe peut être accompagnée de suppurations dans divers organes ; parfois elles simulent la fièvre puerpérale, dont le diagnostic reste dans ces cas très difficile, et même souvent impossible.

12° La grippe atteint rarement les nouveau-nés.

D'une façon générale pas grave, elle peut dans les cas exceptionnels lui devenir dangereuse par ses complications pulmonaires.

INDEX BIBLIOGRAPHIQUE

ALBESPY. — Considérations sur la pseudo-méningite grippale chez l'enfant, Th. de Paris, 1890.

ALISON. — Symptômes et complications de la grippe. Arch. gén. de med., 1890.

AMANN (J.-A.). — Münchener Medic. Wochenschr., 1890, nº 9, p. 162, etc.

ANTON. Münchener Medic. Wochenschr., 1890, nº 30, p. 42.

AUGUSTIN. — Chudleigh British medical Journal, 4 septembre 1886.

AUVARD. — Traité pratique d'accouchements. Paris, 1890.

BASON-TSALKA NISSEL. — Manifestations pleurales [dans la grippe. Th. de Paris, 1890.

BALLANTYNE (J.-W. — Edinburgh. med. Journ., janvier 1894, p. 615.

BANKS (Millinton (C. III A). — The Philadelphia Medical and Surgical Reporter, 26 avril 1890.

BARNES (Robert). — The British medical Journal Teb. 15 1890, p. 356.

BARBIER. — Les pseudo-infections puerpérales d'origine intestinale. Th. de Paris, 1891.

BAUDELOCQUE. — L'art des accouchements, 1781, t. II, p. 378, § 2.115.

BAUMER. — De febri catarrhali epidemica, etc., 1773.

BENETT. — Courtes notes sur quelques cas de pyohémie consécutive à la grippe. Lancet angl., février 1890.

BERTILLON (Jacques). La grippe à Paris en 1889-90, Paris, 1892.

BIDON. — Revue de médecine, 10 août 1890.

BIERMER. — Influenza. Handbuch der spéc. Path. und Therapie von Virchow 5ᵉ Band 1ª Abth. 1854-67, p 601, etc.

BIET. — Th. de Paris, 1893.

BIZAS. — De l'influence de quelques maladies aiguës sur la grossesse, etc. Th. de Montpellier, 1888.

BLOCH. — Cause principale de la diminution des naissances en France en 1890, Sem. méd. 1891, p. 220.

BOIVIN (Mme). — Recherches sur une des causes de l'avortement. Paris, 1826.

BOLL. — Das Princip. des Wachsthums. Berlin, 1876.

BONNELIÈRE. — Contribution à l'étude clinique de la grippe. Th. de Paris 1891.

BONNEMAISON. — Pneumonies malignes. Union médic., 1875.

BOUCHARD (prof.). — Rapport général à l'Académie de médecine dans les Mémoires de l'Académie, 1891, t. XXXVI, fasc. 2, p. 37.

BOUTIN. — La grippe chez les opérés. Th. de Paris, 1895.

Brionne. — Contribution à l'étude de la forme nerveuse de la grippe, etc. Th. de Paris, 1890.

Brochin. — Dict. Dechambre X, p. 720, etc.

Broussais. — Gaz. médic, 1837, p. 162.

Bruyant (Sophie). Des principales causes d'élévation de température chez les accouchées. Th. de Paris, 1895.

Burlureaux. — Gaz. hebdomad. méd. et chir., 25 janvier 1890.

Cannac. — Etude sur les déterminations pleurales de la grippe. Th. de Paris, 1886.

Canon. — Sitzungsbericht der Charité-Aerzte in Berlin, 7 janvier 1892 in München. Médic. Wochenschr., 1892, n° 2, p. 30.

Cazeaux. — Traité d'accouchements, 6e édition, 1862, p. 359.

Cezilly. — Contribution à l'étude de la grippe. Th. de Paris, 1890.

Chailly-Honoré. — Traité pratique d'accouchements. Paris, 1870.

Chalier. — De la grippe ou catarrhe paludéen. Gaz. méd. de Strasbourg, 1856.

Chantemesse. — Bulletin médical, 20 mars 1892.

Charpentier. — Traité pratique des accouchements. Paris, 1889, 2e édition, t. I, p. 605.

Charpentier. — De la grippe et de ses complications. Th. de Paris, 1891.

Chatellier. — De la pleurésie dans la grippe. Th. de Paris, 1880.

Cohnheim. — Allg. Patholog. Berlin, janvier 1882.

Colonna d'Istria. — Influence de la grippe sur la tuberculose. Th. de Paris, 1895.

Comby. — Société médicale des hôpitaux, 7 février 1890.

Cornil (prof.) et Chantemesse. — Séance de l'Académie de médecine, le 2 février 1892.

Corset. — Essai sur la grippe. Th. de Paris, 1837.

Cyclop. of pract. Méd. London, 1833, vol. II, p. 817.

Dartigolles. — De la fièvre cathar. Th. de Paris, 1873.

Dayeh. — Etude historique de la Dengue en Syrie. Th. de Paris. 1818.

De la Motte. — Traité complet des accouchements, etc. Paris, 1895.

Delorme. — Diction. de médecine, t. XIV, 1838, p. 281.

Desormeaux. — Chap. Avortement. Diction de Méd. en 30 vol. (Les causes de l'avortement. Les maladies aiguës.)

Desplats (prof.). — Leçons, etc. Journal des sciences médec. de Lille, 1890.

Devilliers. — Avort. Nouv. Diction. de médec. et de chir. par le Dr Jaccoud, t. IV, 310, 328.

Diamantopoulo. — Les causes de l'avortement. Th. de Paris, 1851.

Didier. — Essai sur la grippe, etc. Th. de Paris, 1893.

Döderlein. — Centralbl. gyn., 1890.

Donat. — Monatschrift für Geburtshilfe, t. XXIV.

Double. — Journal général de médecine, t. XVI, p. 80.

Doussain. — Contribution à l'étude des formes cliniques et du diagnostic de la grippe. Th. de Paris, 1890.

DUFFAU. — Remarques sur la grippe en 1889-1893.

DUPRÉS. — Sur les causes de l'avortement, etc. Rev. méd.; t. III, Paris, 1824, p. 14 et suiv.

DUPEYRAT. — Sur la grippe et ses complications. Th. de Paris, 1837. (20 mai).

DUPIN. — Des complications de la grippe. Th. de Bordeaux, 1890, chap. VI et VII.

DÜSING. — Die Regulirung des Geschlechtsverhältnisses. Internat. Centralbl. für Physiologie und Pathologie der Harn und Sexualorgane, 1891. B. II, p. 107, 316.

EMOND. — De la grippe. Th. de Paris, 1858, p. 23.

EULENBURG. — Real-Encyclopadie. B. IV, 1881, p. 131.

EVERSHED REGINALD. — The British medical Journal, march. 1890, p. 177.

FAULCON. — Gaz. médic. de Paris, 1873.

FAURE MILLER. — Brit. Med. Journal, 18 juillet 1891.

FERRAND. — Bull. de la Société méd. des hôpitaux, 27 II, 1890.

FERRIER. — De la grippe. Th. de Paris, 1858.

FIEDLER. — Archiv. fur Heilkunde, 1852.

FIESSINGER. — Mémoires de l'Acad. de Méd. 1891, t. XXXVI, fasc. 2, p. 58.

FISCHEL. — Intern. Klin. Rundsch., 1898, p. 320.

FLAISCHLEN. — Zeitschr. für Geb. und Gyn. Bd. VII, p. 419.

FLEISCHER. — Pr. f. Münchener Medic. Wochenschr. 1890, n° 9, p. 166.

FORESTUS (P.). — Observat. méd. lib. VI.

FOSTER. — Des maladies de la France, etc. Paris, 1810, p. 302.

FOSTER. — De l'affection catarr. Monographie clinique, Montpellier, 1861.

GARDIEN. — Traité d'accouchement, etc., t. II. Paris, 1807, p. 88.

GILLET DE GRANDMONT. — Société de méd. pratique, 16, I, 1890.

GINTRAC. — Nouv. Diction. de méd. et de chir., 1872, t. XVI, 730.

GLUGE. — De la grippe considérée historique et méd., etc. Minden, 1837.

GOLDSMITH. — Courrier médical, 6 février 1892.

GOTTSCHALK. — Ueber de Einfluss, des Influenza, etc. Centralbl. für Gynaek, 1890, p. 41, n° 3; 1892, n° 3, p. 19.

GOURAUD. — Epidém. catarr., grippe, etc. Journal des conn. médico-chir, 1837.

GRAVES. — Leçons de clinique médicale, traduit par le Dr Jaccoud, 1862, t. I, p. 511, 557.

GRUBER. — Prof. Intern. klin. Rundschau, 1890, p. 405.

GUITERAS. — R. Influenza, causes, complications. La Riforma medic. Napoli, 1894, p. 124.

GUSSENOW. — Die Neubildungen des Uterus. Stuttgart, 1886, Deutsch Chirurgie, LVII.

HAUFF. — Einige Bemerkungen über die Grippe. Würt. Corresp. Blatt., 1837. Bd. VII, n°s 31-33.

HAYEM (Prof.) — Revue des sciences médicales, 1804, 44.

HEINEMANN. — Internal. Klin. Rundsch., 1890, p. 276.

HENNIG. — Centralbl. f. Gyn., 1890, n° 31, p. 619.

Herf. — Münchener Medic. Wochenschr., 1892, nº 6, p. 98.

Hertzsch. — Gesellschafftsbericht für Geburtsh., 17 mars 1890. Centralbl. f. Gyn., 1890. Nº 31.

Hervieu (E.). — Traité clinique et pratique des maladies puerpérales. Paris, 1870.

Hiard. — De la grippe de 1837 et de ses transformations. Saint-Sever, 1837.

Hirsch. — Manuel de Pathol. histor. et géograph. Stottgard, 1881. T. I, p. 280.

Hofmeier. — Zur Statistik des Gebärmutterkrebses. Zeitschr. für Geb. and Gyn. X, 273.

Holz. — Ueber Struma bei Influenzá, Deutsche med. Wochenach., 1890, nº 3.

Hofrmann. — Influence de la grippe sur les vieilles femmes de la Salpêtrière. Arch. génér. de Médecine, 1837, 13, 328.

Huber. — Ibid. Centralbl. f. Gyn., 1890, nº 3.

Hucchard (prof.). — Société des Hôpitaux, 2 mai 1890.

Hulmann. — Contribution à l'étude de la nature de la grippe. Thèse de Paris, 1891.

Jaccoud (prof.) — Traité de la pathol. int., t. III,

Jacquemier. — Art. Avortement du dictionnaire Dechambre, 1re série, VII, p. 518.

Jarre. — De quelques complications suppuratives de la grippe. Thèse de Paris, 1890.

Juthosinsky. — Deutsch. medic. Wochenschr., 15 janvier 1891.

Kaminsky. — Moskauer Med. Zeit., 1867.

Kercksig. — Hufelands Journal, XXIV.

Kitasato. — Vortrag in der Gesellsch. der Charité-Aerzte, 7 janvier 1892. Intern. Klin. Rundsch., 1892, p. 99, et München. Med. Wochenschr., 1892, nº 2.

Krakaler. — Internat. Klin. Rundschau, 1890, p. 325.

Knöxio. — Centralbl. für Gynaekol., 1885, nº 16, p. 421.

Ladame-Lagrave. — La grippe à la Maternité de Paris. La médecine moderne, 1892, nº 7, 8.

Laborde. — Séance de l'Acad. de Médecine, le 9 janvier 1892.

Lasbouzy. — Mémoire sur la grippe de 1837.

Lapie. — Relation d'une épidémie de grippe abdominale. Th. de Paris, 1876.

Lazarewitsch. — (Traité d'accouch, Saint-Pétersbourg, 1892. Ed. II T. 1892, p. 430.

Lazarus. Internat. Klin. Rundschan, 1891, p. 2 018.

Lavirotte. — De l'influence de la grippe sur l'état puerpéral, Gazette médicale de Lyon, 1859 XI, p. 359.

Lecerc. — Ueber den Einfluss der Einfluenza anf das Wachsthum der Geschwülste der weiblichen Geschlechtsorgane. Inaug. Dissert, Strasbourg, 1891.

Lehmann. — Contribution à l'étude des manifestat. septic. et pyohém. dans la grippe. Th. de Paris, 1890.

Le Jorbioux. — De l'hystérie consécutive à la grippe. Th. de Paris, 1890.

Leledy. — Contribution à l'étude de l'épidémie de grippe de 1889-90 et ses rapports avec l'aliénation mentale. Th. de Paris, 1891.

Lérebouillet. — Rapport, etc., sur l'épidémie de la grippe de 1837. Paris et Strasbourg, 1838.

Leroy (Marcel). — Th. de Paris, 1870, p. 22.

Lesueur. — Grossesse et variole. Thèse de Paris, 1895.

Lévêque. — Etude sur la pseudo-méningite grippale chez l'enfant. Thèse de Paris, 1893.

Levret. — Art. des Accouchements. Paris, 1753.

Leyden (prof). — Deutsche medic. Wochenschr., n° 14, 1890, et Internat. Klin Rundschan, 1890, p. 113. Münchener Med. Wochensch, 1890, n° 2, p. 30.

Littauer. — Centralbl. f. Gyn, 1890, n° 32.

Loew Andreas. — Historia Epidemica Hungariae, 1709, in qua plane singularia, etc , etc. Communiquata fidelissimo a Filio Carolo, Friderico Lœw D D D C P L., p. 67, 68, etc.

Lombard. — Observ. sur la grippe de Genève de 1831. Gaz. méd. Paris, 1833.

Loviot. — Grippe et puerpéralité, Nouv. Arch. d'Obst. et de Gynéc., 1893, p. 174.

Lroux. — Contribution à l'étude de la grippe, etc. Thèse de Paris, 1890,

Lusana. — Annali universali di medicina, 1362, t. CLXXIV, p. 600,

Mangour. — Etude, etc. sur la grippe — la splénomégalie dans la grippe Thèse Paris, 1895.

Marchand. — Beitrag zur Kenntnis der Ovarialtumoren Halle, 1879.

Marmorek. — Internat. Klin. Rundschan, 1890, p. 820.

Ménard. — Considérations sur les suppurations, etc., sous l'influence de la grippe. Thèse de Paris, 1891.

Menetrier. — Grippe et pneumonie en 1886. Thèse de Paris, 1887,

Maxu. — Thèse de Lyon, 1891-92.

Michel. — De la grippe, etc. Thèse de Paris, 1886.

Muntleff. — L'influence de l'influenza, etc. Nouv. Arch. d'Obs. et de Gynéc., 1890, p. 150.

Muntleff (de Breukelen). — Ueber den Einfluss der Influenza auf Menstruation, Schwängerschaft und Wochenbett in Centralbl. für Gyn., 1891, n° 9, p. 188.

Minopolsky (Mme). — La grippe à Paris et dans les hôpitaux. Thèse Paris, p. 41.

Mirza. — Du cœur dans la grippe. Thèse de Paris, 1893.

Monzar. — Des diverses modalités cliniques de la grippe. Thèse de Paris 1845.

Morin (Fr.). — Remarques sur la dernière épidémie de l'influenza et en particulier sur ses phénomènes hémorrhagiques. Thèse de Paris, 1891,

Most. — Influenza Europaea Hambourg, 1820.

Mouvement de la population en France en 1890. Semaine médic., 1891, p. 212 (Appendice).

Müller (Rudolf). Boebactungen über den Einfluss der Influenza auf den weiblichen Sexualapparat. Centralbl. f. Gynéc., 1890, n° 17, p. 297.

Naegele. — Lehrbuch der Geburtshulfe, etc. Heidelberg, 1833.

Nebout. — Étude sur la grippe. Thèse de Paris, 1876.

Nerat. — De la grippe. Thèse de Paris, 1851.

Netter. — La France médicale, 25 mars 1888.

Netter. — Traité de médecine, etc., de MM. Brouardel, Gilbert et Girode. Paris, 1895, p. 377.

Nonat. — Recherches sur la grippe. Arch. gén. de Méd., 2e série, t. XIII, 1837, Paris.

Neustab. — Medizina, 1891, n° 45 et Journ. d'Obst. et Gyn. St-Pétersb., 1892, IV, p. 307.

Nothnagel (prof.). — Internat. Klinische Rundschan, 1891, p. 2017.

Ollivier. — Rapport à l'Acad. de Méd. dans les Mémoires de l'Acad. sur l'Epid. de 1887.

Olshausen. — Krankheiten der Eierstöcke. Stuttgart, 1888.

Ozanam. — Histoire médicale des maladies épidém. etc. 2e édition. T. I. Paris et Lyon, 1835.

Pasquier. — Recherches sur la France. 1681, livre IV, chap. 28.

Peacock. — The influenza epidemy catarrh. fever of 1847-48. London, 1848.

Petit (Alexandre). — De l'infection par le streptocoque au cours et au déclin de la grippe. Thèse de Paris, 1891.

Petit. — Diction des sciences médicales. T. XIX, 1817, p. 352.

Patriquin. — Recherches (sur la grippe, etc.) présentées à l'Acad. royale de médecine le 19 déc. 1837. Gaz. méd. Paris, 1837.

Pau. — La pratique des accouchements, etc. Paris, 1891, chap. VII, p. 53.

Pfeiffer. — Sitzungsbericht der Charite-Aerzte vom 7 1, 1892 in Münchener Medic. Wochenschr. 1892. N° 2, p. 30.

Potain (prof.). — Gaz. des hôpitaux. Avr. 1885.

Popitonorr (Mme). — Contribution à l'étude de la grippe, etc. Thèse de Paris, 1890.

Potel. — Contribution à l'étude de la grippe, etc. Thèse de Paris, 1890.

Prousr. — Rapport à l'Acad. de Méd. sur l'épidémie de grippe de 1889-90 en France. Bulletin de l'Acad. de Méd., séance du 12 avril 1892.

Quirkel. — Grippe et puerpéralité. Annales de la Société obstétricale de France. 1895, 1re série, 3e vol., 1er fascicule, p. 53.

Raynaud. — Concours médic., 22 février 1890.

Récamier. — Arch. génér. de Médecine, 1837, p. 261. (Discussion sur la grippe à l'Acad. royale de Médecine le 31 janvier 1837.)

Rebereau. — Contribution à l'étude de la suppuration de la grippe. Th. Paris, 1891; p. 21, 39-41.

Recenerus Hieronym. — Observ. Méd. N°° 6 et 193.

Reynal. — De la nature infectieuse de la grippe, etc. Thèse de Paris, 1893.

Ricnelot. — Recherches sur les épidémies de la grippe. Arch. génér. de méd. II série VIII. (Presse méd , février 1837.)

Rufferoer (A). — Die Influenza. Ihre geschichte, Epidemiologie etc., etc., München, J. F. Lehmann, 1892.

Roy M. — Des rapports de l'endométrite avec la gross. et l'acc. Th. de Paris, 1891.

Ruffié (Antoine). — Influenza et grossesse. Thèse de Lyon, 1891.

Ruxon. — Archiv. für Gynäcologie. B. Band, p. 183.

Saillant. — Tableau historique et raisonné des épidémies catarrhales, vulgairement grippe, 1780.

Sænger. — Centralbl. für Gyn., 1890, n° 37.

Scanzoni. — Lehrbuch der Geburtshilfe 2te Aufl. Wien., 1853, p. 330, etc.

Schröder. — Handb. der Krankheiten der weibl. Geschlechtsorgane, Leipzig, 1889, p. 183.

Schweich. — Die influenza, Berlin, 1836.

Siomund (Alex.). — Internat. Klin, Rundschau, 1890, p. 404.

Simpson. — Clinique obstétricale, traduction française, Paris, 1874.

Sins. — Influenza and Jecundity. The Lancet, 1890, 27 septembre, p. 702.

Slavyansky. — Entzündung der Eierstocke, Arch. f. Gyn. III, p. 183.

Slavyansky. — Traité de pathologie et de thérapie gynécologique, St-Pétersbourg, 1888, t. I.

Slevoot (J.-H.). — Prolusio qua die Galantriekrankheit oder Modefieber delineatur, Ienae, 1712.

Sperlino. — Ueber den durch die Influenzaepideinie von 1889-90, in Deutschland verursachteter Lebensaufall, Deutsch. med. Wochenschr., 1892, p. 310.

Stintzino et Weitzmeyer. — Münchener Medic. Wochenschr., 1890, n° 8, p. 133.

Straack (Carolus). — Dissertatio de catarrho epidem., 1782. Mogunt, 1784.

Strassmann. — Influenza bei Neugeborehen Zeitschr. für Gehurtsh und Gyn., Bd XIX, Stuttgart, 1890, p. 39-43.

Stumpp. — Die l'Influenzaepideinie des Jahres 1889-90 und ihre Rückwirkung auf. die Geburtenziffer, Münchener Medic. Wochenschr., 1893, n° 26, p. 496, etc.

Sydenham. — Œuvres de médecine pratique. Traduction par le Dr Iault, 1816, t. I, p. 202.

Tabent. — De quelques complications de la grippe. Th. de Montpellier, 1890.

Tarnier et Budin. — Traité de l'art des accouchements. Paris, 1888, t. II, p. 83.

Teissier (prof.). — La grippe-influenza. Leçons professées à la Faculté de médecine de Lyon, 1893, Paris, p. 116. etc.

Thiersch. — Der Épitelialkrebs, namentlich der Haut., 1865.

Tischendorff. — S. Centralbl. f. Gyn. 1890, n° 31.

Townsed.(C.-W.). — Medical Record, 21 June 1890, p. 714,

Trastour. — Forme cérébrale de la grippe. Th. de Paris, 1893.

Troisier. — La Riforma medica, vol. 2, Napoli, 1892, p. 46.

Troussat (F.). — Lyon medic., 30 mars 1890.

Trousseau et Blondeau. — Gazette des hôpitaux, février 1858.

Turban. — Revue scientifique, 16 janvier 1892, p. 81.

Trastour (prof.). — V. Rédureau Th., p. 21.

Vallin. — Münchener medic. Wochenschr., 1892, n° 2.

Van der Velpen. — Ueber eine in Winter, 1874-75, in Strasbourg beobachtete, Epidemie. Inaugur. Dissert. Strassbourg, 1875.

Vergtés. — La dernière épidémie de grippe, 1889-90 à l'hôpital maritime de Brest. Th. de Paris, 1890.

Verneuil. — Bulletin de l'Académie de médecine, séance du 6 mai et 19 août 1890, p. 457. 461, etc., etc.

Vidal (Fernand). — Traité de médecine de Charcot et Bouchard, t. 1, 1891, p. 803, etc., p. 828, etc.

Viola. — Résumé des observations sur la grippe de 1837, à Paris. Archives générales de médecine, 1837. t. XIII.

Vinay. — Traité des maladies de la grossesse et des suites de couches, Paris 1894.

Vinay. — Lyon médical, 8, 9, 21, 28. février 1892.

Virchow's. — Handb.Bd V, Abt. 1, 1865.

Viney. — Etude clinique sur quelques formes nerveuses de la grippe. Th. de Paris 1893.

Voyard. — De la grippe, 1881, Bordeaux.

Wier. Opera. Amsterdam, 1660, p. 978,

Winckel. — Pathologie der weiblichen Sexualorgane. Leipzig, 1891.

Winckel. — Volkmann'sche Sammlung, n° 98.

Winter (G.). — Centralbl. für Gynaek., 1895, n° 19, p. 509.

Whyt. — Mediz. Bemerkungen einer Gesellsch. von Aerzten in London, Aus dem Englischen Altenburg, 1764.

Worms. — Rapport à l'Académie de médecine sur l'épidémie de 1890. Mémoires de l'Académie, 1890, p. 8.

Zielinsky (J.). — De la métrite considérée comme cause d'avortement. Th. de Paris 1891.

Zuelzer. — Influenza. Handbuch der acuten. Infectionskrankeiten, II, Theil, 1874, p. 510.

Paris. — Typ. A. DAVY, 52, rue Madame. Téléphone.

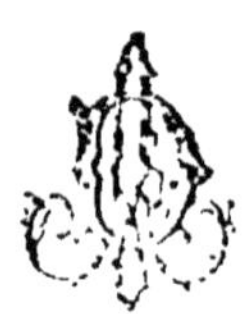

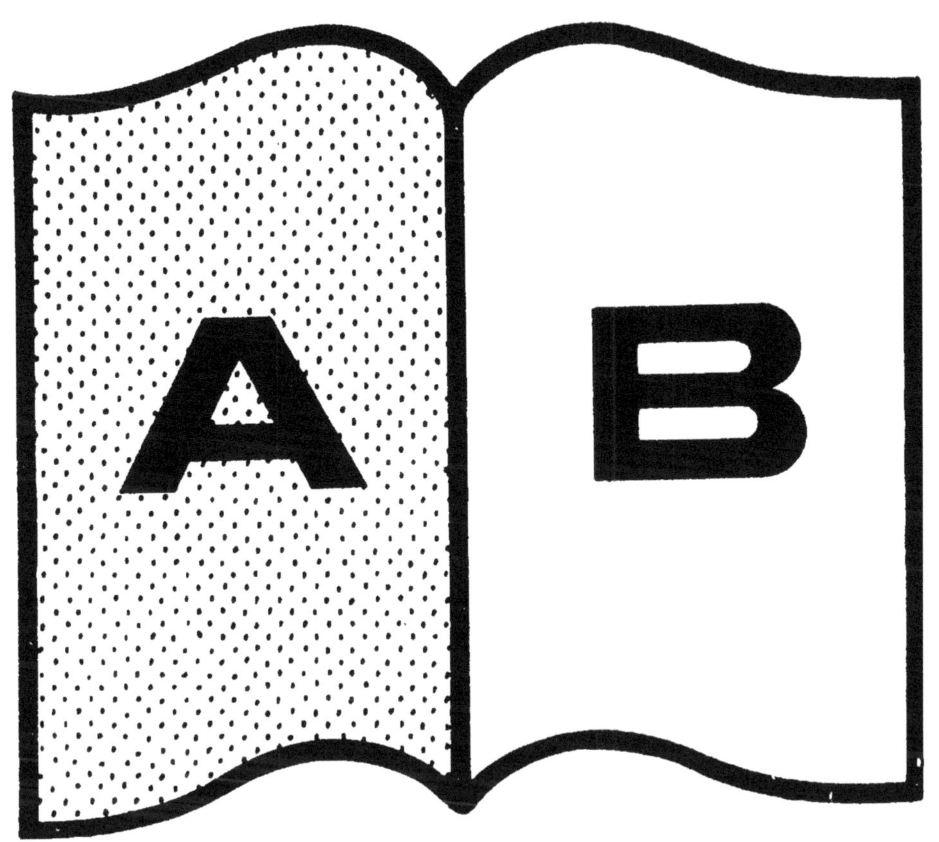

Contraste insuffisant

NF Z 43-120-14